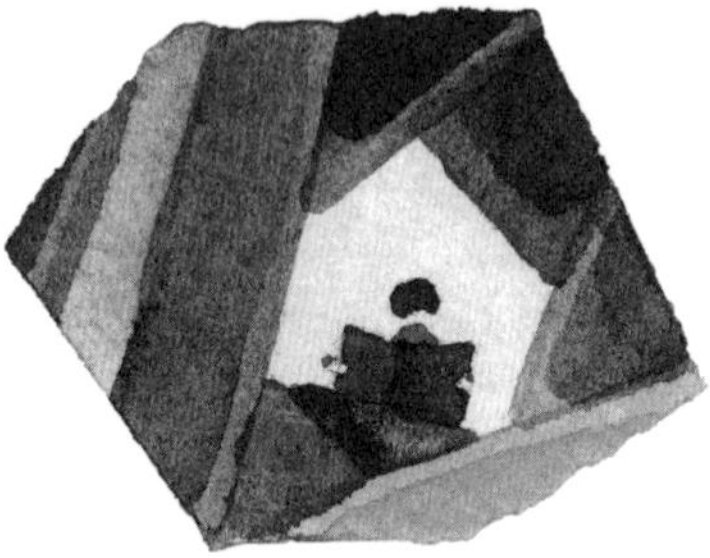

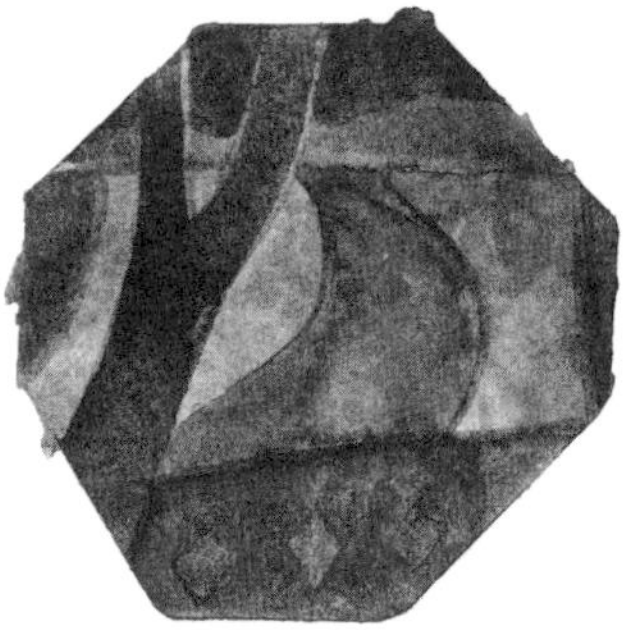

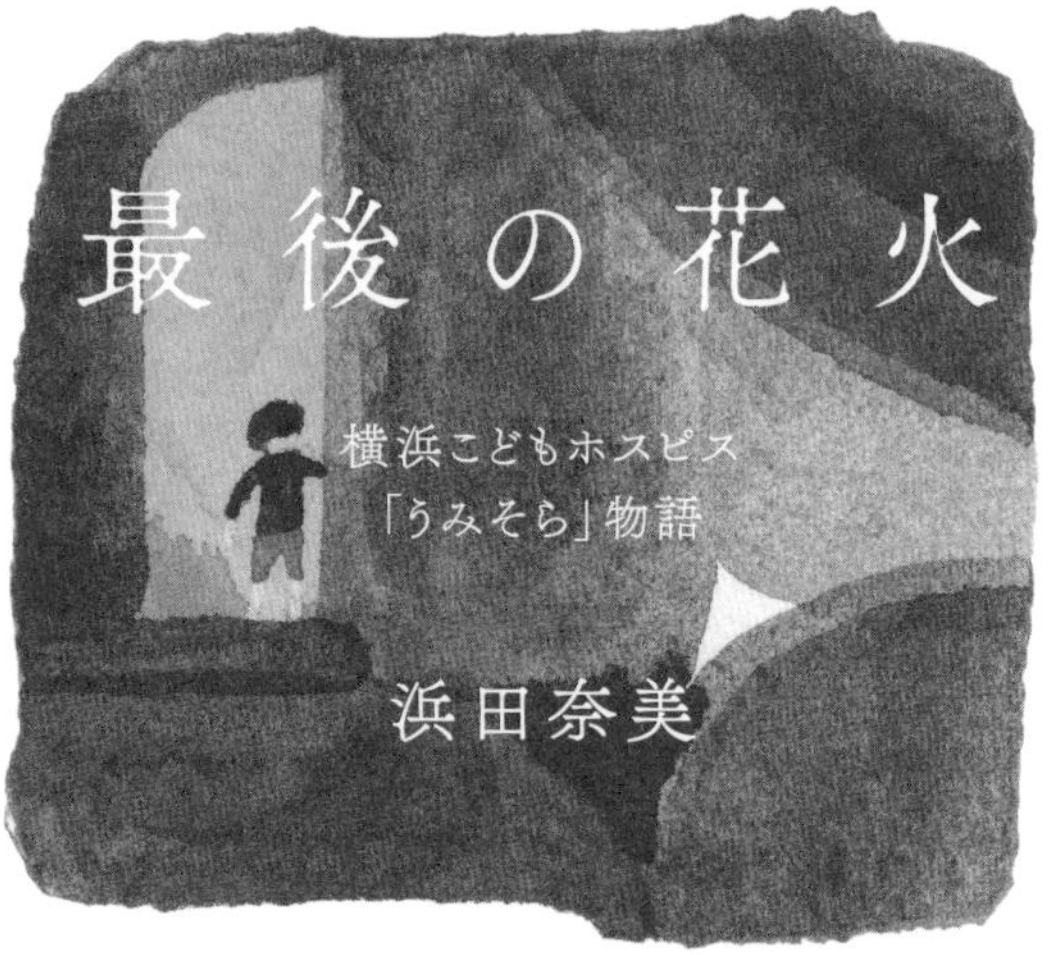

最後の花火

横浜こどもホスピス「うみそら」物語

浜田奈美

朝日新聞出版

最後の花火

横浜こどもホスピス「うみそら」物語

プロローグ

浮世絵師たちが好んで描いた景勝地、金沢八景《かなざわはっけい》の地に、その場所はある。

京浜急行の駅前から広がる入り江の水面を眺めながら歩き進むと、侍従川《じじゅうがわ》の向こう側に、優しい色彩の建物が見えてくる。それが何の施設かが川の対岸からでも分かるほどには声高ではないけれど、カラフルなイラストに彩られた窓や、庭に立つ大きなブランコなどが、そこが「子どもたちのための場」であることをふんわりと主張している。

ある晩夏の週末のことだ。その場所を訪ねると、純白のメリーゴーラウンドが庭に出現し、日差しを浴びてキラキラと輝き、子どもたちの歓声に包まれていた。そこは確かに金沢八景の住宅地の一角なのだが、ＢＧＭの演出もあいまって、小さな遊園地のような「異空間」に一変していた。

車いすに体を預けた状態の少女が、父に付き添われながらメリーゴーラウンドに搭乗した。先天性の染色体異常のため、車いす生活を送ってきた少女にとって、メリーゴーラウンドに乗るのはこの日が初めてだ。

プーッと合図のブザーがなると、ゆっくり回転し始め、観衆から「おー」と歓声があがった。速度が速まり、景色が次々と視界から飛んでいく感覚に驚いたのか、少女が目と口を大きく見開いた。その表情を覗き込む父親も嬉しそうだ。

これは２０２２年9月に、横浜市金沢区のこどもホスピス「うみとそらのおうち」に、移動式のメリーゴーラウンドがやってきたときの光景だ。

「うみとそらのおうち、略称「うみそら」は、小児がんや重度の心疾患など「Life-Threatening Conditions（ＬＴＣ）」との総称で呼ばれる、命を脅かす深刻な病を抱える子どもたちとその家族が心身とも医療から離れ、リラックスした時間を過ごせるようにと、

2021年11月に開設された通所施設である。

うみそらの利用者である子どもたちの多くは、幼いころから厳しい病に直面しながら入院生活を送り、車いす生活を余儀なくされ、外出や運動など制限の多い時間を過ごしている。そのためこの日は子どもたちに「遊園地気分」をプレゼントしようと、地域の有志がクラウドファンディングで必要な資金を募り、イベントを開催していた。

その日は9月というのに真夏のような日だったが、うみそらを利用する子どもとその家族3組のほか、施設を利用したのちに亡くなった子どもの遺族2組が、一組ずつメリーゴーラウンドに乗り、ひとときの異空間を楽しんでいた。

そしてメリーゴーラウンドを楽しみに来た子どもとその家族だけではなく、クラウドファンディングを敢行してそのイベントを主催した人々やうみそらのスタッフなど、それぞれが各々の立場から、「いま・ここ」に有ること自体を心から楽しんでいる様子だった。

うみそらに到着してまだ数時間しか経過していなかったが、私はその場に漂う「多幸感」のような雰囲気に圧倒され、自分の中にこんな「問い」が生じ始めた。

厳しい病とともにある子どもたちを中心に成立している場の、この「多幸感」のような空気感は、いったい何だろう——?

そしてこの「多幸感」には、以後うみそらに出向くたびに何度も遭遇することとなった。

「ホスピス」というと、私たち日本人はどうしても成人の末期がん患者たちが痛みを緩和されながら、少しでも良好な状態で余命をまっとうするための「緩和病棟」をイメージしがちだ。そのため「ホスピス」という言葉を聞くだけで、悲壮感や絶望感など、「多幸感」とは対極にあるようなネガティブな感情が想起されてしまう。

だが、うみそらで繰り広げられている日常は、これまで語られてきた「ホスピス」のイメージとはまったく異なるものだ。

小児がんと闘う幼い少年が「バキューン！」と可愛い声で叫びながら室内を動き回り、家族と思う存分、「サバイバルゲーム」に夢中になることができる。

重い心臓疾患の子どもが大切な友達のための誕生日パーティーを主催し、手作りのケーキをふるまい、ピアノ伴奏付きの「ハッピーバースデー」を力いっぱい歌うことができる。

病が終末期に入った子どもが、コロナ禍で久しく会えなかった祖父母や親戚たちとうみそらで再会し、みんなと笑顔で晩餐《ばんさん》を囲むことができる。

ディズニーランドのようなダイナミックな乗り物もなければ、子どもたちを人気のキャラクターが出迎えてくれるわけでもない。それでも利用者たちは入院先の病院や在宅治療を受ける自宅などからやってきて、希望する形で思い思いに過ごし、笑顔でまた病院や自宅へと戻っていく。

日本国内にはＬＴＣの子どもが約2万人いると言われ、その多くが病院と自宅を往復するだけの生活を送っている。「だからせめて一人でも多くの子どもとご家族に、このうみとそらのおうちで、楽しく過ごして欲しいと思います」。それが、うみそらを運営する認定ＮＰＯ法人「横浜こどもホスピスプロジェクト」代表理事の田《た》川《がわ》尚登《ひさと》さんの願いという。

死を「敗北」ととらえない

うみそらのような「こどもホスピス」は、１９８２年に開設されたイギリスの「ヘレン・ダグラス・ハウス」から欧米へと広がったと言われている。

「ヘレン・ハウス」の利用者もＬＴＣと呼ばれる病を抱えた子どもたちであり、施設のミッションは病気の治療ではなく、子どもたちの尊厳と自由を尊重し、命ある限り子どもらしく生きることを全力でサポートすることにある。

子どもたちは家族や友人と共に多くの時間を過ごし、思い切り遊び、自ら望むように学べる。施設で亡くなる子も少なからずいるが、死を「敗北」ととらえて延命のためだけの治療を施すのではなく、人間にとって抗いがたい自然な「生理現象」として受け入れ、「その時」が来るまで、旺盛に生きることに主眼を置いているという。

欧米から大きく遅れたものの、日本国内で「こどもホスピス」と総称される施設が誕生したのは2012年のことだった。

この年、「第2期がん対策推進基本計画」の中で「小児緩和ケア」が重要課題と位置付けられ、淀川キリスト教病院（大阪市淀川《よどがわ》区）が小児専用の緩和ケア病棟「こどもホスピス」を開設した。

2016年には複数の施設がうぶごえを上げた。

東京都世田谷区の国立成育医療研究センターが、医療的ケアが必要な子どもたちと家族のための医療型短期入所施設「もみじの家」を設置。そして「フリースタンディング型」または「コミュニティー型」と呼ばれる形式の始祖となった「ＴＳＵＲＵＭＩこどもホスピス」が、大阪市鶴見《つるみ》区に誕生した。うみそらもこの「ＴＳＵＲＵＭＩ」をモデルとしている。

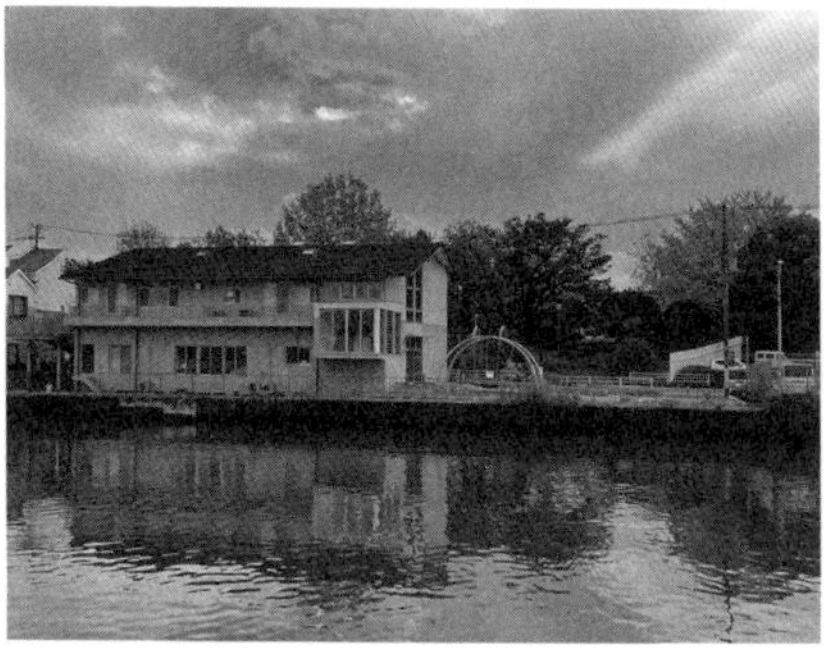

横浜市金沢区にあるこどもホスピス「うみそら」

「TSURUMI」は、「淀川」や「もみじ」のような医療機関ではないため、利用者に対する医療的ケアを行わず、子どものレクリエーションや家族のリラクゼーションに注力している。法体系の観点からも、医療制度や福祉制度に紐づけられていないため、建設費も運営費もほぼすべてを寄付金で賄っている。

ただし、うみそらが誕生するまでのハードルは、「TSURUMI」よりはるかに高かった。というのも「TSURUMI」は大企業からの融資が前提にあるところから計画が始まったが、うみそらはプロジェクトに賛同した個人の遺贈と寄付の、地道な積み重ねから始まった。多くの人からの寄付という「善意」が集まらなければ、存在しなかった施設なのだ。

中心となってプロジェクトを進めた田川さん自身は、医療従事者でも福祉事業主でもなく、家族と旅を愛するごく一般的な会社員だった。四半世紀ほど前に我が子を小児がんで亡くし、遺族という立場からプロジェクトを立ち上げ、こどもホスピスの必要性を地域に訴え続けて寄付金を集め、とうとう横浜にこどもホスピスを作り上げてしまった。

ある地域のこどもホスピスプロジェクトの関係者はこう話していた。「『ＴＳＵＲＵＭＩ』もうみそらも自分たちにとっては大事な先行事例です。特にゼロからプロジェクトを進めたうみそらが実現したことは、大きな勇気を与えてくれます」

そしてようやく国としても、こども家庭庁の発足を機に担当窓口を設け、各地のこどもホスピスや関連団体へのヒアリングを進めている。何しろまだ「こどもホスピスとは何か」という定義すら、あやふやな段階なのである。

ではこどもホスピスとはいったい、どのような「場」なのか。

それを端的に言い表す言葉が、作家の高橋《たかはし》源《げん》一郎《いちろう》さんの著作の中に記されている。イギリスのこどもホスピス「マーティン・ハウス」を取材した経験のある高橋さんは、辻《つじ》信《しん》一《いち》さんとの共著『弱さの思想　たそがれを抱きしめる』（２０１４年、大月書店）の中で、「マーティン・ハウス」で感じたことを、こんな言葉で紹介している。

子どもたちにとっては善き死を迎える場所で、いかに残りの時間を充実して生きていくかという施設だし、親がいかに生き直していくことができるかということにも心砕いている。たしかに、その場所の真ん中に「死」はあるんですが、すごい生命力を感じる

そしてハウスの院長の言葉を引用しながら、高橋さんが「マーティン・ハウス」を通じて結論付けたこどもホスピスのある種の特異性について、こう述べている。

死んでいく子どもっていうのは最弱の存在でありながら、周りを変える力があるんです。真ん中にいる子どもたちに、みんなはやさしい視線を注いでいる。そして、みんな物静かで、多分ずっと考えてるんです、いろんなことを。そして、不思議なことに微笑みを絶やさない。やはり、これも院長がおっしゃった言葉ですが、子どもはみんなブライト（聡明）なんだ、と。そして、そのブライトネス（聡明さ）を周囲が受け継いでいく。つまり、そこにいる人たちもブライトになっていく。（中略）そういう力がそこかしこにあり、元をたどればそれは、子どもたちが発してるものだとわか

る。

施設の歴史はまだ浅いものの、高橋さんが「そういう力」と表現する力は、うみそらにも確かに宿り始めている。

うみそらの利用者の中には、医師から「長くは生きられない」と告げられている子どもも少なくないが、彼らはうみそらで体力や気力が許す限り遊び倒し、笑顔のまま帰っていく。親たちは、厳しい宿命を背負ってしまった我が子に、ひとときでも幸福な時間を過ごしてほしいと切実な願いを胸に秘めつつ、精いっぱいの誠意と笑顔で向き合い、寄り添っている。うみそらのスタッフたちは、親子がひとときでも長く最良の瞬間を重ねられるように、傍らで見守り、時には最善の遊び相手になっている。

そしてまた笑顔でやってくる子どももいれば、うみそらでの思い出を家族に遺して旅立っていく子どもたちもいる。しかし「未来」はどうあれうみそらに居る間は、一切の雑念が混在しないピュアな優しさに包まれ、子どもたちは小さな命を精いっぱい、輝かせていく。

私は朝日新聞社の記者だった2022年の夏にうみそらの取材を始めた当初から、ある視点から見ればとてもシビアな「命の現場」でありながら、絶望や不安といった類の感情ではなく、至高の笑顔を見せてくれる子どもたちの姿に驚き、感動していた。

さらに率直に告白するならば、「健康な身体に恵まれて生き長らえながら、漫然と日々を送る我々大人たちの姿と、なんと対照的なことか」ということが衝撃でもあった。

私はかねて高橋源一郎さんの共著『弱さの思想』を愛読し、そこに紹介されていた「こどもホスピス」の世界観に感銘を受け、「そんな場所が日本にあるなら、ぜひ訪れてみたい」と切望していた。

横浜にこどもホスピスが誕生したと聞き、幸運にも新聞記者という立場でうみそらを取材する機会を得ることができた。

そして「この場所で始まったかけがえのない営みを、社会に広く伝えたい」と考え、同年秋には朝日新聞神奈川県版で連載記事として掲載した。しかし紙幅と表現領域の制限がある新聞というメディアの中では、伝えきれないことはあまりにも多かった。そのため退社後に新聞特有の制限的な表現領域や取材手法から離れ、真新しい立ち位置と視点から、うみそらの日常とうみそらに関わる人たちの営みに向き合い、語られる言葉たちに耳を澄ませ、書き手として持ちうる限りの言葉を尽くすことで、現在進行形のうみそらのリアルについて、一人でも多くの人に届けたいと考えた。

本書はこどもホスピス「うみとそらのおうち」で命を輝かせてきた子どもたちの肖像であり、多様な立場から彼らを支え、見守り続ける人々の、葛藤と笑顔の記録である。

目次

装画　植田真
装幀　水野哲也（watermark）

第1章

最後の花火

東京湾へとつながる平潟湾《ひらかたわん》に、晩秋の澄みきった青空が映えて美しい。湾へと注ぐ侍従川は、やわらかな日差しを受けながら川面を穏やかに輝かせている。

２０２２年11月のある晴れた日。侍従川のほとりに立つこどもホスピス「うみとそらのおうち」では、開設から1周年を迎えたことを記念し、写真展が開かれていた。

人工呼吸器をつけたまま、室内ブランコの上ではしゃぐ少女。ブランコを押しながら少女と微笑みあう女性は、少女の母親だろうか。

鼻に管を入れた状態で母親にしっかりと抱かれ、風呂につかる小さな男児は、目を見開いて温かい湯の感触を楽しんでいるように見える。横で男児の表情をのぞきこむ父親も、とても嬉しそうだ。

青いニット帽をかぶり、鮮やかな水色の車いすに乗る少年と、彼を囲むように立ちカメラに笑顔を向ける7人の老若男女とが映る一枚は、いかにも家族の集合写真という雰囲気だ。その写真の横に並ぶ一枚は、少年の遺影の横に「９」をかたどったろうそくを添えたケーキを中心に、同じ老若男女が集まり、静かな微笑みをカメラに向けている。９歳を前に亡くなった少年の誕生日を、この場に集って祝ったのだろう。

1年の間にうみそらを利用した子どもたちとその家族の写真約150枚が、1階と2階の壁面に展示され、招待された関係者たちが一枚一枚に足を止め、丹念に見て回った。シャボン玉と笑顔。ケーキの前で笑顔。ピザ窯の前で笑顔。どの写真も笑顔があふれ、うみそらで過ごした大切な時間のひとこまが見て取れる。被写体の子どもたちは、今も病と闘いながら成長を続けている子もいれば、旅立っていった子もいる。

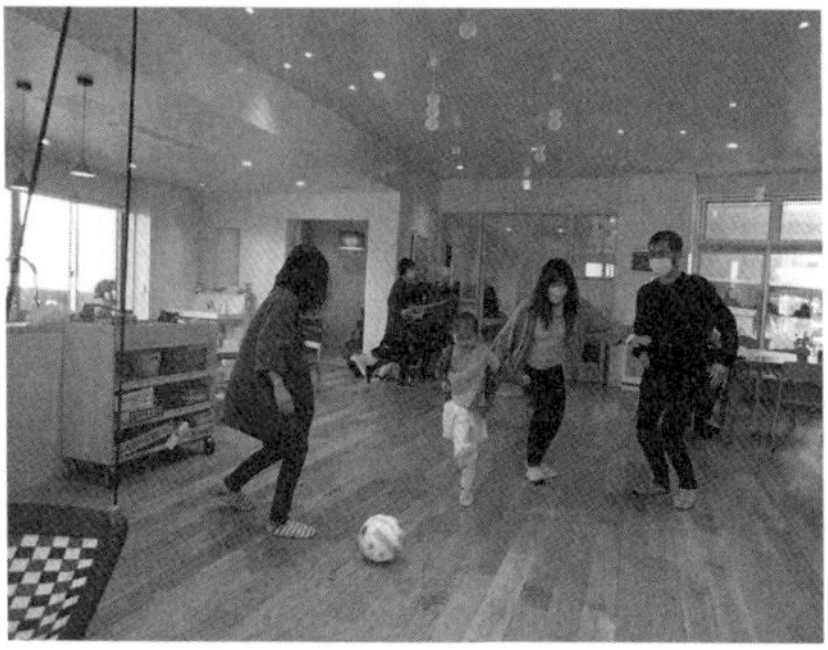
ボール遊びが大好きで、うみそらでもサッカーボールを追いかけた（梶原眞澄さん提供）

その中に、もうとにかく楽しくて楽しくて仕方がないとでもいわんばかりの笑顔を、まっすぐこちらに向ける、いかにも活発そうな気配が全開の少女の写真があった。

右足で力強くけりこんだサッカーボールを夢中で追いかけている写真からは、一緒にボールを追う両親と思しき男女に対する「負けない！」という強い意思が伝わってくる。

カートを自分で運転しながら笑顔でハンドルを握り

しめ、「にんまり」している写真からは、車の運転が好きで得意としているアクティブさがうかがえる。

室内ブランコでは、大胆にもうみそらの女性スタッフを「下敷き」にしたまま、かなりの速度で揺れている状況で、高らかに右手をあげピースを掲げている。

どの写真にも、彼女のおてんばぶりが鮮やかに映し出されていて、思わずこちらが苦笑してしまう。そのインパクトたるや、無邪気な笑い声が聞こえてきそうなほどだ。

彼女の名は、梶原恵麻《かじわらえま》ちゃん。恵麻ちゃんは施設にとって最初の利用者であり、十数回もうみそらに通うほど、この場所が大好きな少女だった。

「乗り物に乗ってはキャハハキャハと笑って、サッカーボールを追いかけてはキャハキャハと笑って。とにかく元気で明るくて、最高にかわいい娘でした」

つい4か月前の2022年の夏、まだ6歳という幼さで、両親のもとから空へと旅立っていった恵麻ちゃん。母の眞澄《ますみ》さんは夫の将道《まさみち》さんとともに写真の前にじっと立ち、在りし日の姿に目を細めた。

子どものためのホスピス

恵麻ちゃんが小児がんに侵されていることが分かったのは、２０１９年の2月だった。

前年の年末ごろから全身の痛みを訴えはじめ、かかりつけの小児科などで診てもらったものの、しばらく原因が分からずにいた。最終的には小児がんの一種である「神経芽腫《しんけいがしゅ》」だと分かり、進行した状態の「ステージ４」と診断された。

医療の進化によって小児がんの治癒率が上昇している時代にあって、5年生存率は「40〜50％」という、非常に厳しい結果だった。

２０１６年４月13日にこの世に生まれてきた恵麻ちゃんは、結婚7年目で授かった、夫婦にとって待望の第一子だった。「えま」という名前は眞澄さんが憧れていた女性から借用し、「世界で活躍する女性に成長してほしい」との願いも込めて名付けたものだ。

将道さんは、我が子とひとときでも多く過ごしたくて、毎月13日に仕事を休んで恵麻ちゃんと過ごすほど、慈しんでいた。

発病後、抗がん剤を投与しながら入退院を繰り返していたが、進行は早かった。闘病生活から半年経って、主治医に勧められた標準治療の一環である「大量化学療法」と呼ばれる治療を受けた。その最中は無菌室に閉じ込められる厳しい時間が、2か月ほど続いた。がん細胞を徹底的に攻撃し、恵麻ちゃん自身の造血幹細胞を移植する手術を受ければ、「寛解《かんかい》」に向かうと医師からは説明されていた。

だが、壮絶な治療を辛抱したというのに、期待した効果は得られなかった。

そして、恵麻ちゃんの表情から笑顔が消えた。

好き嫌いをはっきり表現する性格や、「いや」と思ったら二度と受け付けない頑固な性格ではあった。だがどんなに治療がつらくても拒んで両親を困らせるようなことはなく、生来の明るさで、病床でも「キャハキャハ」と大声で笑い転げていた恵麻ちゃん。眞澄さんも将道さんも、病室から離れた場所にいても「あれは恵麻だな」と笑い声に気づき、つられて笑ってしまうこともしばしばだったという。

そんな娘から、笑顔が消えた。

その事実の重さを、親として受け止めないわけにはいかなかった。

「これ以上、治すための治療にこだわらず、恵麻に残された時間を子どもらしく過ごさせてあげたほうが、いいのかもしれない」

望みをつなぐための壮絶な治療と引き換えに、娘から大切なものを奪ってしまったのではないか。つらい治療ののちに笑顔を見せなくなった娘の姿に、そんな思いを抱いたという。眞澄さんは言う。

「あれほど厳しい治療に耐えたのに治る見込みがないのなら、この先の恵麻の時間を『治療一色』にすることは、絶対に避けなくてはと思ったんです。大急ぎで病院以外の、恵麻らしく過ごせる場所を必死で探し始めました」

医療機関以外の、何かいい場所はないだろうか——。

必死に情報を探す中で、病と闘う子どもたちのためのチャリティーイベントに参加した。偶然、その主催者から「大阪にあるような子どものためのホスピスが横浜にできるらしい」という情報が寄せられた。

「子どものための、ホスピス?」

眞澄さんが「ホスピス」という言葉にひっかかりを感じたのも無理はない。

日本ではホスピスという言葉にはどうしても「終末期医療」という悲壮感が付きまとう。

だが眞澄さんが大阪のこどもホスピスの詳細を動画やサイトで確認したところ、抱いていた「ホスピス」のイメージとはまったく違っていた。

「TSURUMIこどもホスピス」。医療機関ではなく、小児がんや重い心臓疾患など命を脅かす病の子どもたちと家族のための「癒しの場」として2016年に大阪市鶴見区に開所した国内初の民間施設だ。眞澄さんがホームページで確認すると、ミニマムなデザインの建物は都会的な商業施設のようなたたずまいで、建物の前に広がる芝生の広場では、幼い子どもが家族とともに笑顔で遊んでいる。活動目的を読むと、こうあった。

今の日本には、生命を脅かす病気の子どもたちに必要な、遊びや学び、憩いの時間を提供できる社会資源・システムが充分ではありません。

病気の子どもや家族の苦悩が見えづらく、どうしても社会から孤立してしまいます。

私たちは、病気であってもその子らしい成長の機会が得られ、家族が前向きに人生を歩んでいくことができる、そんな社会を、みなさまのご支援とともに実現するべく活動しています。

「こんな施設が、横浜にもできるんだ……」

そしてネットの情報によれば、横浜にできるというこどもホスピスの名前は「うみとそらのおうち」。２０２１年11月に横浜市金沢区にオープンする、とある。精緻《せいち》に描かれた完成予想図では、川のほとりに立つ明るいクリーム色の二階建ての建物で、室内ブランコや家族風呂、家族で食事ができるキッチンカウンターなどを整備するという。

病院ではなく、ゆったりと自由に過ごせる「おうち」です。重い病気をかかえ入退院を繰り返す子どもたちは、健康な子どもたちが当たり前に楽しんでいることを、同じように楽しむことができません。

でも、子どもはいつだって遊びたいし楽しみたい！

学びや遊びや、人との関わりを通して、夢を育み成長するのです。

だから、「横浜こどもホスピス〜うみとそらのおうち」がめざすのは、病気とともにある子どもと家族が一緒に安心して過ごせる場所。

限られた時間であっても、それが永遠に輝く思い出になるような、そんな場所になりたいと思っています。

「自由に過ごせる『おうち』」という施設のコンセプトも、夫妻が求めていた「場」のイメージに近いと感じた。

というのも、恵麻ちゃんも夫妻も発病から3年近く、病院と自宅を往復するだけの時間を過ごしてきた。それだけに、心休まる「第三の場所」を渇望していた。

開所前ではあったが、眞澄さんはネットにあるうみそらの問い合わせ窓口にメールを送り、いつから利用できるのかを確認してみた。

「我ながらフライング気味だな」とは思ったが、一日でも早く、そして一か所でも多く、子どもらしく過ごせる場所に恵麻ちゃんを連れていきたかったのだ。

即日に届いた返信にはこうあった。

「落成式は11月21日ですが、現時点では正式なご利用をご案内できる準備が整っておりません。ただ、それでもよろしければ、見学という形でお越しになりませんか」

実はこのときうみそらでは、開所時期をめぐり議論が続いていた。

うみそらを訪れる子どもたちは、小児がんや重い心臓病など命を脅かされる病と闘っているため、感染症のリスクが健常者と比べてはるかに高い。それだけに、コロナ禍をおして利用者を受け入れることははばかられ、開所時期を確定できずにいた。

そこに、眞澄さんからの熱烈な問い合わせが届き、開所の時期をめぐる議論の流れが変わった。

このまま躊躇《ちゅうちょ》して利用者を受け入れずにいると、この場を切実に求めている子どもたちの時間とチャンスを、奪ってしまうことにはならないだろうか――。

眞澄さんからの問い合わせに背中を押されるように、うみそら側は、落成式典の日を「開所日」とすることに決めたのだった。


梶原さん家族の初めての利用日は、開所からひと月後の12月25日と決まった。事前に送られてきた施設の概要を知らせる三つ折りのパンフレットを、恵麻ちゃんは宝物のように、何度も何度も見つめては、「その日」を心待ちにしていた。

「お部屋の中に、ブランコがあるんだね！」

「大きなお風呂もある！」

2歳のときに病気が判明して以後、恵麻ちゃんの遊び場は病室や病院の屋上、あるいは自宅の前の小さな公園に限られていた。小さな紙片に掲載されているブランコやお風呂の写真に、期待が膨らみ、ワクワクが止まらない。パンフレットを穴が開くほど眺め、夜になると枕もとに置き、笑顔で眠りについた。

家族みんなで風呂に

そして利用日がやってきた。

うみそらの玄関に立った恵麻ちゃんは、まず最初に、天井からぶらさがっているカラフルで大きな室内ブランコを見つけた。

「わああ！」

大人たちが挨拶を交わす間、恵麻ちゃんの目はブランコにくぎ付けだった。靴を脱いでスリッパに履き替えると、一目散にブランコに駆け寄った。小さな体で飛びつくようによじのぼり、「早く押して」という代わりに「ママ！」と叫んだ。眞澄さんは駆け寄り、ブランコを揺らすと、「もっと！」。恵麻ちゃんも両親も、あっという間に笑顔がはじけた。

あの日の恵麻ちゃんを、眞澄さんは鮮明に記憶している。

「うみそらに行く少し前から思い切り遊んでいい場所だと分かっていたので、着くなりはしゃいでいましたね。特にブランコがお気に入りで、あの日はほぼずっと、ブランコの上にいました」

2階には、家族みんなで入れる大型の風呂がある。この風呂は設計の段階から、うみそらを運営する認定NPO法人「横浜こどもホスピスプロジェクト」代表の田川尚登さんが、特にこだわっていたものだ。

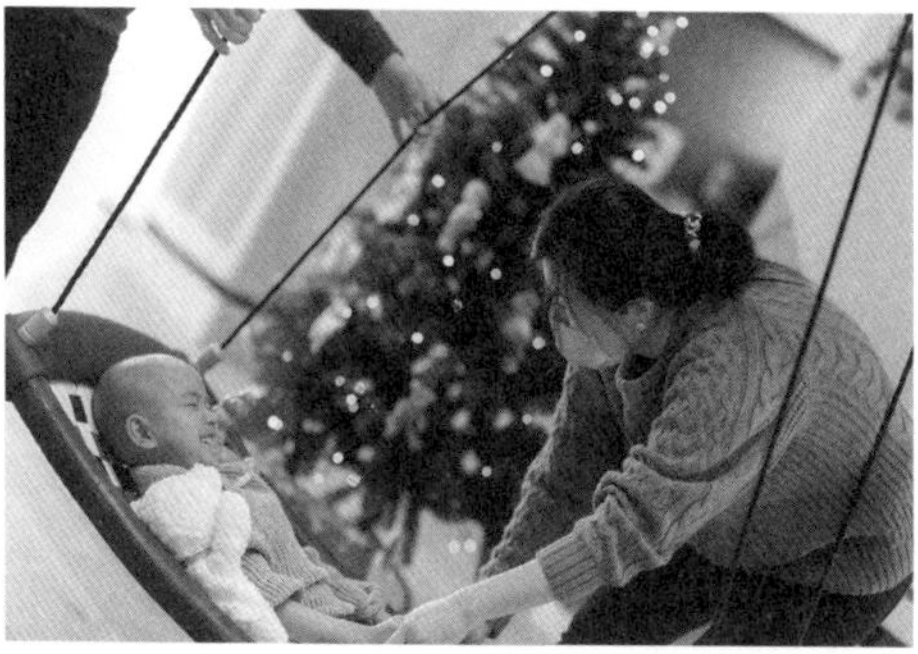
大好きなブランコで恵麻ちゃんが見せる笑顔は特別だった（梶原眞澄さん提供）

こどもホスピスのコンセプト立案や建物の設計の際、田川さんは常に「もしもはるかなら、どう感じるだろう」と自分に問いかけてきた。

田川さんの次女はるかちゃんは、小児がんの脳幹部グリオーマを患い、1998年に6歳で旅立った。病気が分かってからわずか5か月後のことだった。

当時はこどもホスピスのような施設もなく、医療現場の「小児緩和ケア」の知見も、現在ほど浸透していない時代だった。主治医に「残された時間で、はるかちゃんに楽しい思い出を」と告げられたものの、病院と自宅を往復しながら葛藤する日々だった。

病気の影響で思うように肢体を動かせなくなったはるかちゃんだったが、田川さんがだっこをして一緒に風呂に入ると、水の浮力で体の自由を取り戻し、とびきりの笑顔を見せてくれた。「大きな風呂があれば、はるかのように重い病気と闘う子どもたちが、体の自由を感じて家族と一緒に楽しめるはず」。プールとしても使えそうな大風呂の設置を、うみそらの設計当初から考えていた。

「わああ！」

浴槽へと進んだ恵麻ちゃんの目に飛び込んできたのは、色とりどりのおもちゃたちだ。次から次へとおもちゃを風呂に浮かべて遊び始め、おもちゃからおもちゃへと手を伸ばしていった。

「実はうみそらに行く前に温泉に連れていったことがあったので、恵麻が大きなお風呂が大好きなことは分かっていました。でもうみそらではおもちゃに夢中で、ゆっくりお風呂に入ったというよりお湯の中で忙しく遊んだ、という感じでした」と眞澄さん。懐かしそうに苦笑いする。

風呂を終えて家族が1階に戻ると、スタッフ全員がサンタクロースやトナカイ、クリスマスツリーの衣装をまとって笑顔で待ち受けていた。田川さんはサンタクロースの着ぐるみをまとい、神奈川県立がんセンターで副院長を務めた経験のあるベテラン看護師の伊藤《いとう》清子《きよこ》さんは、クリスマスツリーに変身した。

静岡県立静岡がんセンターなどで小児科の看護経験が長い津《つ》村《むら》明美《あけみ》さんは、トナカイの着ぐるみを持参した。こう回想する。

「事前のオンライン面談の際、まだ11月なのに、梶原さんのお部屋にクリスマスツリーが見えたんです。恵麻ちゃんはクリスマスが特別に大好きとうかがって、こちらは設備の事前準備とともに、全力で準備しました」

大風呂の温度設定など、家族が使うことが予想される設備はすべて、事前に何度もシミュレーションをし、安全性や快適な使い方を確認した。こうした設備点検と同等に、クリスマスの演出も真剣に考え、準備したという。

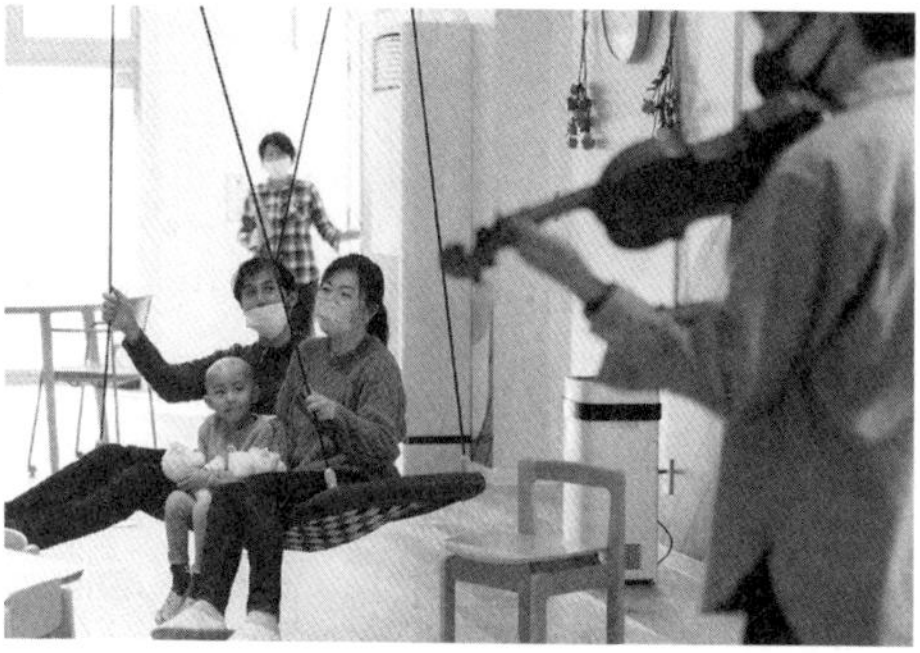

両親と一緒にブランコの上でバイオリン演奏を楽しむ恵麻ちゃん（梶原眞澄さん提供）

「メリークリスマス！」。応援でかけつけた千葉県こども病院の医師が特技のバイオリンを奏で、着ぐるみをまとったスタッフがおどけた動きで恵麻ちゃんに近づくと、恵麻ちゃんは歓喜の声を上げながらはしゃいだ。

小さな体で懸命に命を輝かせている少女とその両親の特別な一日を、その場の全員が全力で祝福した。

帰宅の途に就き、将道さんが運転する車の中で、恵麻ちゃんは「あー楽しかった！」と大満足の様子だった。そして興奮冷めやらぬまま、こう連呼したという。

「あと18回行く！」

なぜ18回だったかは不明だが、明らかなことは、恵麻ちゃんはいっぺんでうみそらを気に入ったということだ。事実、月に2〜3回のペースで通い、利用時間いっぱいまで遊び続けた。

うみそら側も、スタッフ全員が「お友達」として恵麻ちゃんを迎えた。

「キャンプ、やったことない」と聞くと、アウトドアガイドとしても経験を積んだ看護師の本多《ほんだ》貴子《たかこ》さんが動いた。2階のフリースペースに本格的なテントを張り、3人で眠れるサイズの寝袋を敷き、雰囲気作りのためにバーベキューセットまでしつらえた。

伊藤さんは、「ねえねえ、かくれんぼしようよ」という恵麻ちゃんの愛くるしい誘いに、60代半ばという年齢をひとまず忘れ、思い切り童心に戻ってかくれんぼを楽しんだ。

本多さんは、恵麻ちゃんがうみそらで全力で遊び続けた理由の中には、病気による「つらさ」もあるのかもしれない、と感じることがあった。

一緒に遊んでいたある時、恵麻ちゃんは、少しイライラしているような口調で、本多さんに「ずっと遊んでて」と命じた。

「遊ぶのやめないで。ずっと遊んでて。ずっと遊んでいたいの」

おもちゃからおもちゃへ、次々と遊具を変えながら遊び続ける姿に、「遊び続けることで、何とか痛みを紛らわせているのかもしれない」と感じたという。

最後の花火

恵麻ちゃんがうみそらで最後に過ごしたのは、2022年の7月30日だった。

車いすに乗り、体調がすぐれない様子だったが、その日はほかの利用者と合同で、ささやかな「花火大会」を楽しむ約束をしていた。

その10日ほど前、恵麻ちゃんはうみそらで、生まれて初めて花火を楽しんだ。花火の神秘的な輝きに、よほど感動したのだろう。帰り道で、こう連呼していた。

「また花火やりたいね」

恵麻ちゃんの病状が悪化していることを察知していた将道さんと眞澄さんは、「必ずまた花火を見せてあげよう」と決めていた。

二度目の花火に向け、うみそら側は、看護師スタッフが事前に主治医や看護ケアチームとカンファレンスを開き、恵麻ちゃんの病状と、利用時に起こりうる病変への対応について、病院側と情報共有を行っていた。津村さんは言う。

「私たちは医療機関ではないので、できることは多くはありません。医療機関ではないことをわきまえながら、お子さんの体に起きていることに対する最良の対応を事前に考え、必要に応じてしっかり判断しなくてはなりませんから」

国内にあるこどもホスピスには、医療行為を行える医療機関として設置したものもあるが、うみそらは、大阪の「ＴＳＵＲＵＭＩ」と同様、医療機関ではない通所施設として設置された。「医療機関ではないことをわきまえる」とは、医療機関ではない施設に重い病の子どもを迎える以上、緊急時に取りうる最善の選択をできるよう準備を整えておく、という姿勢なのだ。

7月30日、恵麻ちゃんは車いすに乗った状態でうみそらに到着した。大好きなブランコにも乗れないほど体力を失っていたが、夫婦は恵麻ちゃんに再びの花火と、水遊びを楽しんでもらおうと考えていた。眞澄さんやスタッフの手を借りながら、侍従川が望める窓際の子ども用のテーブルに陣取り、大好きなキャラクター「すみっコぐらし」のマスコットづくりにいそしんだ。

そして夕方。うみそらで友達になった子どもやその家族も到着し、庭の芝生の上には、山盛りの手持ち花火が用意されていた。恵麻ちゃんにも線香花火が手渡され、火が付いた。噴水のように火花を散らす線香花火や、地面から火花が噴き出す花火の輝きに目を見張り、しっかりとした声で言った。

「きれい」

眞澄さんも将道さんも、恵麻ちゃんの笑顔を静かに見守った。

「きれい」

感動を連呼する娘の横で、将道さんは「また花火ができてよかった」と安堵していた。

翌朝、目覚めた恵麻ちゃんが「気持ち悪い」と訴えた。夫妻は圧縮酸素を口にあて、事前のカンファレンスで「何かあれば当直医が対応する」と確認していた津村さんが、病院に連絡した。

当初から、この時は恵麻ちゃんの希望によりうみそらと自宅で過ごす予定だった。夫妻は訪問診療医に連絡のうえ、病院ではなく自宅に連れて帰ることを決めた。

「病院に戻ってしまうと、病院が恵麻の看取りの場所になってしまう気がしたんです」と眞澄さん。夫婦は恵麻ちゃんの命が静かに終わりへと向かっていることを受け止めていたが、よもやこの時が「最後のうみそら」になるとは思っていなかった。

家族で自宅へ。そして8月1日の未明、自宅の一室で、眞澄さんと将道さんに見守られながら息を引き取った。

田川さんも、恵麻ちゃんにとって、また夫妻にとっても特別な意味を持つ花火の時間を、輪の片隅で静かに見守っていた。こう回想する。

「この花火が、もしかしたら恵麻ちゃんにとって最後の花火になるかもしれないと思いつつ、恵麻ちゃんと過ごしている時間をかみしめていました。本当に最後になってしまったけれど、恵麻ちゃんの表情は、花火の美しさにとても満足しているように見えた。あの笑顔にもう会えないことは本当に切ないことですが、恵麻ちゃんは最後まで子どもらしく生きられたのでは、と思います」

眞澄さんは語る。「うみそらに出会えて、病院にいる時よりも自宅で過ごした時よりも、恵麻の笑顔がキラキラしていました。旅立つ直前まで子どもらしく過ごせて、きれいな花火も見られた。短い人生でしたが、精いっぱい、命を輝かせることはできたのではないでしょうか」

7回目の誕生日を「うみそら」で

そして夫婦はうみそら1周年の写真展に、恵麻ちゃんにとって最後となった花火の写真と、その10日前の、最後から二番目の花火の写真を選んだ。

カメラに半分背中を向けている恵麻ちゃんの表情は見えないが、生まれてから数えるほどしか見たことのない花火のきらめきに感動し、言葉を失っているようにも見える。そして懸命に命を輝かせている娘と並んで花火の輝きに感動し、特別な「時」を共有している夫妻の喜びと深い愛情が、刻まれているようでもある。

眞澄さんも将道さんも、最後の花火になるとは思っていなかったという。将道さんが言う。「この外泊が終わったら、恵麻はまた病院に戻るんだろうと思っていました」

恵麻ちゃんが旅立ったのち、将道さんは、恵麻ちゃんが「ママとゴールで待っているね！」と楽しみにしてくれていたマラソン大会に向けて、マラソンに取り組み始めた。「どうしても恵麻との思い出が詰まった場所に、足が向いてしまって。その場所で恵麻を思って泣いてしまう」と将道さん。自ら「めそめそマラソン」と自虐的に呼ぶが、人生を明るく照らしてくれた恵麻ちゃんの記憶をたどるように、悲しくても苦しくても一歩一歩、走り続けている。

そして恵麻ちゃんの旅立ちから8か月が過ぎた2023年の4月13日。恵麻ちゃんの7回目の誕生日を、うみそらでスタッフと共にケーキとご馳走を囲み、思い出を語り合い、笑顔で祝った。実は誕生日を前に、夫妻は少し困っていたそうだ。

「お互い13日は仕事を休みにしたものの、私たち夫婦だけではどう過ごしたらいいのか分かりませんでした。うみそらさんのおかげで、恵麻の7歳を、大好きな皆さんと一緒に和やかにお祝いできて、本当にありがたかった」と眞澄さん。

来年も、再来年も、恵麻ちゃんの誕生日を一緒にお祝いしましょう。うみそらのスタッフと、そんな約束をしたという。

第2章

ふたつの星座

日暮れ時になるとうみそらでは、つらなる星座群の輝きが増してくる。星たちの光はほんのりと温かく、うみそらで過ごす子どもとその家族を優しく見守っているかのようだ。

実は星座といっても、1階の天井に、星に見立ててしつらえた照明のことなのだが、このうちふたご座とやぎ座、ふたつの星座は、うみそらにとって大切な二人の女性の生きた証として天井に刻まれたものだ。

二人はすでにこの世を去ってしまったが、うみそらの「原点」と呼んでも過言ではない。ふたご座は、田川さんの次女・はるかちゃんの誕生日にちなんだ星座であり、やぎ座は、人生を通して積み上げた「善意」によって、こどもホスピスプロジェクトの始動を田川さんに決意させた、ある看護師の星座だった。

次女を襲った深刻な異変

はるかちゃんは1991年6月7日、田川家の次女として生まれた。父が起業した印刷会社を継いだ田川さんとしては、一人目が女の子だったので二人目は男の子をひそかに望んでいたが、元気な声で泣く愛くるしい次女の誕生を心から喜んだ。

活動的なはるかちゃんの体に異変が起きたのは、1997年の6歳の誕生日を過ぎたころだった。

「最近、はるかちゃんがよく転ぶんです」

幼稚園の先生が少し心配そうに教えてくれたが、田川さんも妻も、活動的なはるかちゃんだけに、「おっちょこちょいだなあ」と苦笑した程度だった。

だがほどなくして「頭が痛い」「気持ちが悪い」と訴えはじめた。近所の小児科でみてもらったが、「おそらく風邪でしょう」ということだった。

後で振り返れば、不可解な点はあった。はるかちゃんの頭痛はきまって朝に発症し、昼になると治まってしまうのだ。

田川さんが娘の様子に強い違和感を覚えたのは、その年の初秋だった。

ある晴れた週末だった。はるかちゃんがお気に入りの公園に、田川さんが運転する車で出かけた。公園につくと、はるかちゃんは張り切って遊具まで小走りで向かうのだが、右足をひきずり、体を大きく左右に揺らしながら進んでいた。そして滑り台やブランコなどの遊具では左手でしがみつくような姿勢をとり、利き腕の右腕はだらんと下に垂らしたままだった。

風邪などではない深刻な異変が、はるかちゃんの体に起きていた。

「明らかに何かがおかしい。早く大きな病院で見てもらった方がいい」

翌日、妻がはるかちゃんを川崎市の関東労災病院の小児科に連れて行くと、医師ははるかちゃんの眼球の動きや両手両足の平衡感覚などを調べ、すぐさま頭部の画像検査を指示した。そして画像を見て、厳しい表情で言った。

「はるかさんの脳に、脳腫瘍が疑われる影があります」

脳の中央部の神経が集まっている部分に腫瘍と思われる影があり、おそらく小児がんの「脳幹部グリオーマ」と思われる。神経に腫瘍がべっとりと張り付いている状態のため、手術での摘出は難しく、放射線治療で一時的に状態を改善するほかない――。

医師はそう説明し、妻にこう告げた。

「この状態だと、余命は半年ほどと思われます」

田川さんはこの日、外せない仕事があり、車で営業先を回っていた。都内を移動中、妻から携帯電話に連絡を受けた。

「はるかの脳に、悪性の腫瘍があるみたい。余命半年って言われたの」

動揺した様子の妻の言葉に、耳を疑った。

「はるかが余命半年だなんて。そんなことが、あるわけがないじゃないか」

すぐ家族のもとに戻りたかったが、電話の後で向かった営業先では、会話がまったく頭に入ってこなかった。

翌日、田川さんも関東労災病院へ。そして妻から聞いたことと同じ説明を受けた。

「この状態では、治療方法はありません。放射線治療で腫瘍を小さくすることならできる。残された時間、できるだけ多くご家族で過ごしてください」

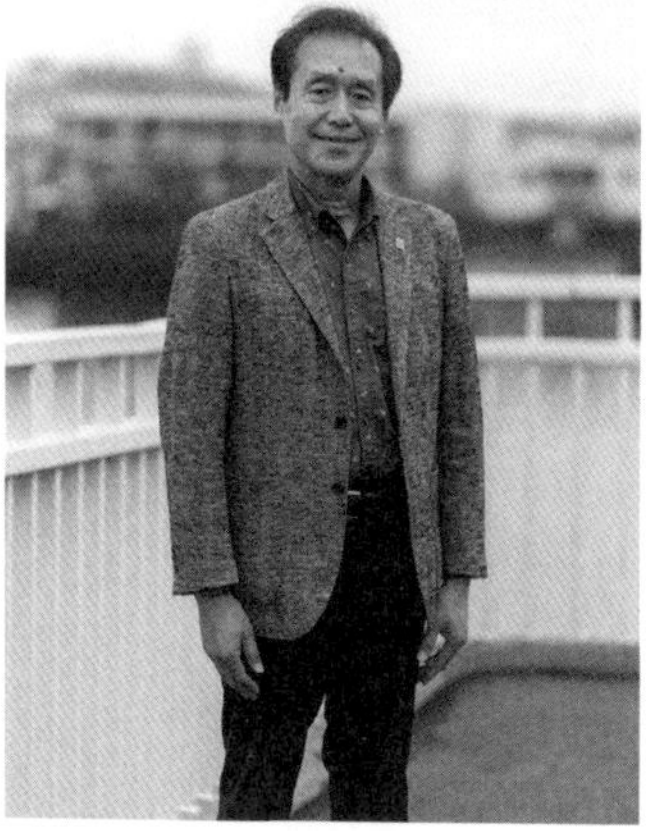
田川尚登さん（本人提供）

治療法がない。そう断言する医師に、田川さんは「なんて冷たい人だ」と怒りを禁じえなかった。だが、小児科病棟のある入院先として紹介された神奈川県立こども医療センターでも、医師の説明は同じだった。
病名は「小児脳幹部グリオーマ」であること。「2年生存率は5％未満という厳しい病気であり、治療法はないこと。そしてやはりこう勧められた。

「一定期間、放射線治療で腫瘍を小さくすることはできる。その間ならはるかちゃんはご自宅に帰れます。残された時間を、ご家族で大切に過ごしてください」

医師の残酷な言葉に、胸をひきさかれるような思いだった。妻とふたり、廊下でしばし呆然と立ち尽くした。

それでも別室で待機していたはるかちゃんと対面するまでに、何とか笑顔に戻らなくてはならなかった。

「おそいよー」

いつも通り屈託のない笑顔で両親を迎えてくれる娘に、田川さんは、これから始まる治療のことを、こう説明するのが精いっぱいだった。

「はるかの頭が痛いのは、頭におできができちゃったからなんだって。だから、早くおできをやっつけなきゃならないんだよ」

放射線治療のことは、「おできをやっつける最終兵器」だと説明した。

父からの説明をニコニコしながら聞いていたはるかちゃんだったが、即日入院のため、自分はたった一人で病院に取り残されるのだと分かると、動揺を隠せなかった。

大人でも、慣れない病室でひとり夜を過ごすことは、不安になるものだ。まだ6歳の少女には、恐怖以外の何物でもなかった。田川さんはこう振り返る。

「抱きつかれて『行かないで』と泣き叫ばれたときは、本当に切なかった」

当時の神奈川県立こども医療センターの面会時間は、午後3時から午後8時。子どもが寝付く前に親は帰らなくてはならず、午後8時が近づくと、あちこちの病棟から子どもの泣き声が聞こえてきた。親たちは、後ろ髪をひかれながら、逃げるように病室を後にしなくてはならなかった。

だが後年、入院中のはるかちゃんの意外な様子を、思いもよらない形で知ることになった。うみそらの設立準備の過程で、「多職種連携勉強会」を開催した時のことだ。

「田川さん、お久しぶりです」

会の終わりにあいさつに来てくれた女性が、はるかちゃんの入院当時、見習い看護師として病室を担当していたという。女性の旧姓である「シマムラ」という名字は、田川さんもよく覚えていた。生前のはるかちゃんが、よくその名前を口にしたからだ。

「今日はね、シマムラさんと病院の売店まで行ったんだよ」

「今日もシマムラさんがお庭に連れて行ってくれたの」

仕事帰りに滑り込むように見舞いに訪れる田川さんに、はるかちゃんはその日の出来事を詳しく報告してくれたのだが、そこで何度も登場した看護師の名前だったのだ。

看護師資格を取得し、訪問看護の仕事に就いたというその女性は、こう告げた。

「病室で頑張っていたはるかちゃんの姿から、とても多くのことを学びました」

旧姓「シマムラさん」こと大平《おおだいら》美保子《みほこ》さんは、先輩の看護師とともにはるかちゃんの病室の担当だった。多くの入院中の子どもと同様に、親がそばにいる間は子どもらしく甘えているが、親が不在の病室でのはるかちゃんの行動力には、目を見張るものがあったという。

「面会時間が終わる時はどうしても泣いてしまいますが、気持ちが落ち着くと、同じ病室の子どものことや私たちのことを考えて、行動してくれました」

夕方には夕食を終えるため、寝る前におやつが提供されていたが、おやつの時間になるとベッドを降りて看護師が運んでくるカートまで来て、病室の子どもたちに配ってくれた。また、自分より幼い子どもたちが親が帰って不安そうにしていると、「一緒に見よう」と言ってその子のそばまで来てテレビを見ながら話しかけた。

はるかちゃんの「お姉さんぶり」は同僚の看護師の間でも話題になり、あるとき大平さんが「はるかちゃん、えらいね」と称賛すると、こう答えたそうだ。

「はるかの方がみんなよりおっきいし、元気だから」

その病室では、はるかちゃんだけが体のどこにも管を通していなかった。自分だけが自由に動けるぶん「元気だから」と、ほかの子どもや看護師のためにてきぱきと体を動かしてくれた姿を、大平さんは鮮明に記憶しているという。

はるかちゃんはまだ6歳だったが、入院生活に自力で適応して周囲を思いやり、子ども同士で協力して楽しく夜を過ごせるよう工夫していたのだった。

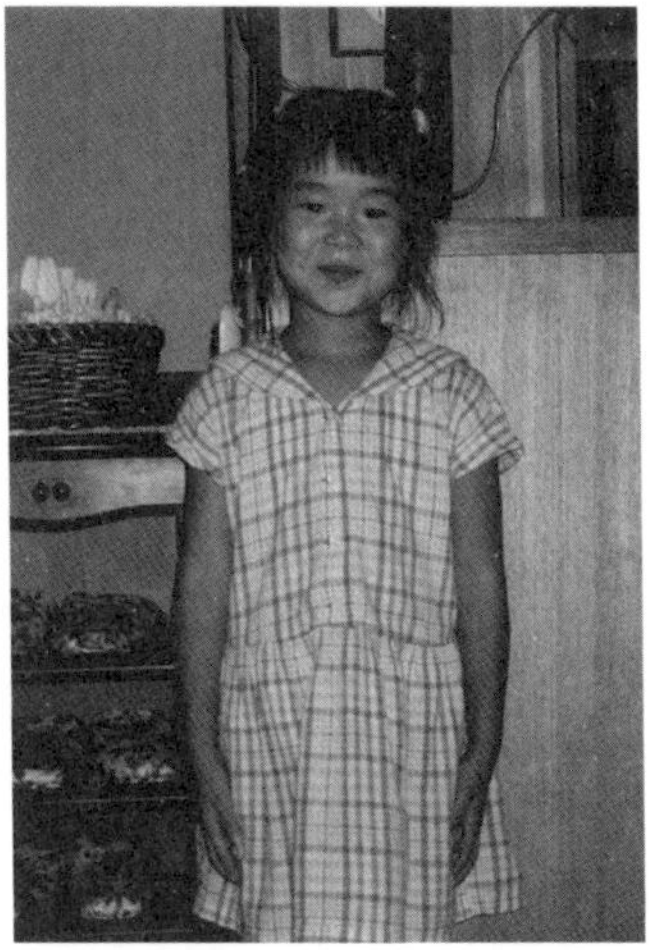
はるかちゃんは周囲を笑わせることが大好きだった（田川尚登さん提供）

知られざる娘の姿を知らされた田川さんは驚いたが、嬉しくもあった。
「入院中は怖い思いのまま夜を過ごさせてしまった、はるかにはかわいそうなことをしたと、ずっと思っていました。でも、親がいなくなれば気持ちをしっかり切り替えて、頼もしく夜を過ごしていたんですね」

実際、放射線治療を終えて自宅に戻ると、そのひたむきさで何度も家族を驚かせた。

右手はほとんど動かなくなっていたが、左手で懸命に字を書く練習をしたり、両手では弾けなくなったピアニカも、左手で一つずつ鍵盤をおさえ、簡単なメロディーなら弾けるようになった。

脳腫瘍の症状の一つに、顔がむくんでパンパンにはれ上がる「ムーンフェイス」がある。はるかちゃんは鏡で自分の顔の変化に気づき、「へんな顔！」と言って、笑い転げていた。

「はるかは、強いなあ」

前向きに生きる我が子に、むしろ自分の方が励まされる思いだったという。


「もう一度、かもがわに行きたい」


だが、病魔は確実にはるかちゃんの命をむしばんでいった。

自宅でテレビを見ていた時だった。ドラマの主人公である戦国武将が死に、「幽体離脱」をするシーンを見て、隣にいた田川さんに「死ぬって、こういうこと？」と質問した。

それまで「死」について親子で話したことがなかったため、

「どうだろう。死んだことがないから、分からないな」

と答えるのが精いっぱいだった。

「ふうん」

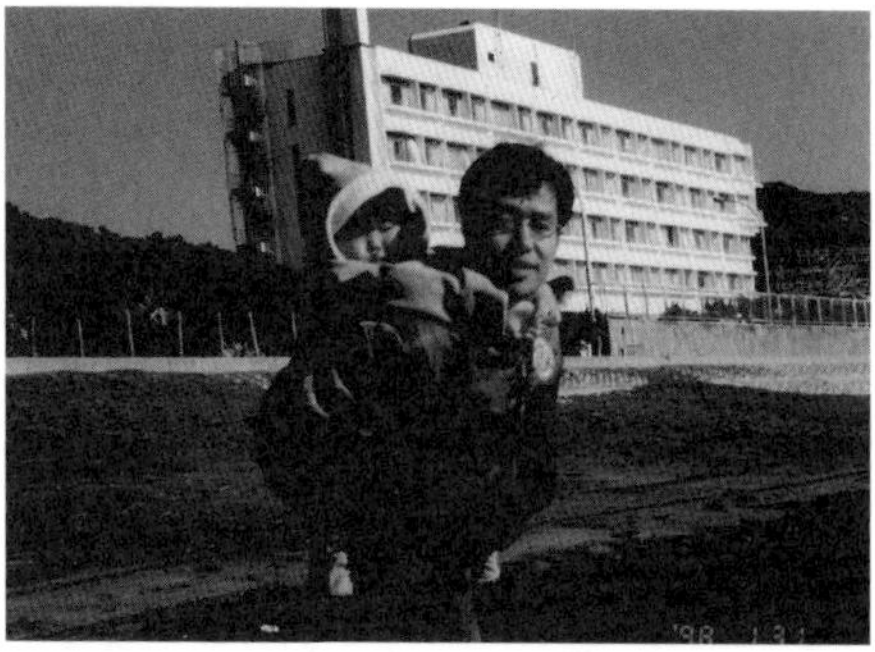
千葉・鴨川で。はるかちゃんを背負って砂浜を歩き、冬の海を見た（田川尚登さん提供）

その日はそれで会話が終わったが、ほどなくして、

「もう一度、かもがわに行きたい」

と言った。

千葉の鴨川は、前年の夏、友達の家族と海の近くの宿に泊まり、海水浴をしたり花火をしたりして過ごした思い出の地だ。はるかちゃんは夏休みの「絵日記」にのびのびとした筆致で、ニコニコ顔で海に浮かぶ自分とお友達と家族を描き、「みずがとってもしょっぱかったです」と記していた。

1998年の1月末。病状は芳しくなかったが、願いをかなえるため、家族で鴨川へ向かった。

田川さんが運転する車の中で、はるかちゃんはぼんやりと窓の外を眺めていたが、宿に到着すると、右足を引きずりながら我先にとフロントに向かい、「田川です!」。家族旅行の自分のルーティンをこなし、満足そうに微笑んだ。

海水浴こそ叶わなかったが、父に背負われ、冬の海も見ることができた。

わずか1泊だったが、思い出の鴨川に来られたことを喜び、はしゃいでいた。

帰宅した夜、はるかちゃんが頭痛を訴えたが、「病院は明日でいい」という。夜は家族4人で布団を並べて眠った。

翌日、再入院。面会時間いっぱいまで付き添い、田川さんが自宅に戻ると、病院から緊急連絡があった。「はるかちゃんの呼吸が止まりました。人工呼吸器を装着して一命はとりとめましたが、予断は許しません」

引き返すとはるかちゃんの意識はなく、人工呼吸器で延命されている状態だった。

主治医は、家族に残された選択肢は「呼吸器をいつ外すのか」だけであることを告げた。呼吸器によって心臓は動き、手を握ると確かに温かいが、意識が戻る兆しはなく、日に日に腫瘍は肥大化していた。

2月15日。田川さんは人工呼吸器を外すことを決断した。はるかちゃんの病気が判明してから、わずか5か月のことだった。

娘が背負った「宿命」の意味

悲しみの時間は数年続いた。仕事中も、どうしてもはるかちゃんのことを考えてしまう。闘病中の健気な姿を思い出し、娘の尊い命が容赦なく奪われた非情さに、どうしようもなくつらくなることもあった。特に「親としてはるかにしてあげられることが、もっとあったのでは」という後悔に、心が押しつぶされそうになった。

「余命半年と宣告されてからも、会社の状況を思って仕事を離れられませんでした。でもいま思えば思い切って仕事を休み、はるかのそばに居てあげられたんじゃないかと」

やがてこんな問いが、頭から離れなくなった。

「はるかが厳しい宿命を背負って生まれてきた理由は、何だったのだろう」

あまりにも短い人生だったが、命と引き換えに、自分たちに託していったものがあるはずだ。自分がそれを形にすることこそ、はるかの命を継承することになる――。

　そう考え、田川さんは地元の友人とともに小児医療の充実を目指すＮＰＯ法人「スマイルオブキッズ」を、２００３年３月に立ち上げた。小児病棟での面会時間の制限や入院中の子どもの過ごし方のことなど、はるかちゃんの闘病生活を通した実体験をもとに、医療現場と共によりよい小児医療の実現を目指すものだ。こう語る。

「悲しみが落ち着いてきた段階で、お世話になった医療現場にお返しをしたいと思ったことがきっかけでした。医療現場で足りない部分を、民間の立場から補えないかと」

　何かできることはないかと足しげく医療センターに通ううちに、子どもに付き添う親たちの休息の場がないことに気づいた。遠方から来る家族は、面会時間が終わると翌朝まで車の中で休んだり、病院のロビーで休息をとったりしていた。

　医療センターの知り合いにそのことを伝えると、元センターの職員で患者家族のために自宅を開放している夫婦がいると聞き、田川さんはその夫妻に会いに行った。夫妻の献身的な取り組みに感銘を受けるとともに、利用希望者の数に対して圧倒的に部屋数が足りていないことを知った。

　患者家族のための滞在施設を作ろう――。

NPO法人「スマイルオブキッズ」の新たな目標を見つけ、資金を集めるために2005年夏からチャリティーコンサートを重ねた。のべ約4000人がコンサートに来て寄付を寄せ、3年で計3500万円が集まった。さらに神奈川県立こども医療センターの元院長が匿名で5000万円を寄付してくれたことで、目標にしていた建設費用8500万円を達成できた。

2008年、センターにほど近い場所にある県有地に、難しい病気の治療のためセンターに入院する子どもの家族のための宿泊滞在施設「リラのいえ」を開設した。一日1500円（現在は1000円）で泊まれる個室が8室（現在は11室）設けられ、スタッフが年中無休、24時間体制で対応にあたる。

この「リラのいえ」の運営が軌道に乗った2013年3月、スマイルオブキッズあてに、今度は2500万円の寄付が届いた。田川さんらスタッフ一同が寄付に驚いていると、一人の税理士が「リラのいえ」を訪ねてきた。

税理士によると、「先日の寄付は、藤沢市の石川好枝《いしかわよしえ》さんという故人からの遺贈です。石川さんの代理人と相談のうえ、こちらに振り込ませていただきました」ということだった。

だがそう言われても、石川さんというその故人について知る者は、「リラのいえ」のスタッフやボランティアの中に、誰一人としていなかった。

寄付を頂けることはありがたいが、見ず知らずの人からの高額の遺贈となると、当時「スマイルオブキッズ」の代表理事を務めていた田川さんとしても、手放しで喜ぶわけにもいかなかった。

「これほどの金額を、なぜ自分たちに寄付してくれたのだろう。その理由を知りたい」

そんな思いにかられた田川さんは、石川さんの代理人という弁護士・熊澤《くまざわ》美香《みか》さんのもとを訪ねた。

ある看護師の遺贈

石川好枝さんは、2012年の2月末に持病の心疾患が悪化し、術後の予後が悪く急逝していた。76歳だった。亡くなる数年前から「独り身なので、自分に何かあった時のために」と熊澤さんと「ホームロイヤー契約」を結び、遺産の把握や入院費の支払い確認など、ことあるごとに相談を持ち掛けていたという。

石川さんは生前、神奈川県内などの病院で看護師として働き続けた人だった。キャリアの大半を、脳性麻痺の子どもたちが入院する小児科病棟で勤務した。

筆まめな女性で、熊澤さんにたびたび寄せた手紙の中で、「至らない看護師だった。あの子たちのために、もっとできることがあったのではないかと思う」と後悔を伝えていた。具体的に何が至らなかったのかまでは言及しなかったが、老いた石川さんが「あの子たち」と思いをはせる子どもたちの情景を、熊澤さんに伝えていた。

「勤めていた小児病棟のイベントに、月に一度の『お買い物デー』があったそうです。子どもたちがお小遣いで好きなものを買える日だったそうですが、重度の脳性麻痺のお子さんが床を這うようにして石川さんのところにやって来たので、何かと思ったら、『石川さんに何か買ってあげる』と言って、見上げながらニコニコしていたそうです」

ケアする側とケアされる側。医療従事者として当然と思ってきた立場上の境界線など、邪念のない子どもたちの前ではほぼ無意味なのだった。無邪気な子どもたちからの無意識の「ギフト」に深く癒され、感動した石川さんは、余生を通じて「自分はいったい彼らに何ができたのだろうか」と、反芻していたようだった。

そんな石川さんが最も望んでいた遺贈先は「こどもホスピス」だった。神奈川県内では、かつて大磯市でプロジェクトが進んだものの、残念ながら途中で頓挫してしまった経緯がある。

遺贈先の見通しがたたず、困惑する石川さんに、熊澤さんは新聞記事で見た「リラのいえ」のことを伝えた。県立こども医療センターで治療中の子どもたちの看病に通う家族のために、民間団体が開設した宿泊施設がある。そう説明したはずが、石川さんは「リラのいえ」をこども医療センターの関連施設だと勘違いしていた。

「私が寄付したいのは、こども医療センターみたいに完結している施設じゃないのよね」

だが、そうこうしているうちに持病が悪化し、医師から勧められた手術を受けることとなり、熊沢さんは病室に呼ばれた。石川さんの用件はやはり遺贈のことだった。

「こないだあなたが言ってた、あれ。あれがいいじゃない」。記事を改めて読んだらしく、「リラのいえ」に対する誤解は解けたようだった。

しかし石川さんはその術後に意識が回復せず、死去。熊澤さんは、石川さんの口ぶりからそれが危険な手術とは思わずにいたため、病院からの「訃報」に慌てたが、病室で最後に話した「あれ」が遺贈先の決め手となった。

以上がスマイルオブキッズへの高額寄付の背景だったが、田川さんへの説明が終わっても、熊澤さんはなお口惜しそうに、こう続けた。

「石川さんは、本当はこどもホスピスへのご寄付を望まれていました」

その言葉に、黙って経緯を傾聴していた田川さんの思いが、口をついて出た。

「実は私たちも、将来的にはこどもホスピスをやりたいと考えているんです」

「絶対に、こどもホスピスをつくるんだ」

欧米で広がるこどもホスピスの取り組みについて田川さんが知ったのは、スマイルオブキッズを立ち上げた数年後、２００５年のことだ。小児緩和ケアの勉強会の中で、講師役の看護師が、こどもホスピス発祥の地であるイギリスの取り組みについて、教えてくれた。

こどもホスピスの代表的な施設として知られる「ヘレン・ダグラス・ハウス」では、病の子どもたちがつらい治療から解き放たれ、自然豊かな施設の中でのびのびと遊び、時には学び、病児ではなくひとりの子どもとして過ごし、地域も様々な形で施設の運営をサポートしている、という。

「そんな施設が自分たちの地域にあれば、はるかのように難しい病と闘っている子どもたちも、最期まで子どもとしての尊厳を失わずに生きられるのだが……」

しかし当時はまだ「リラ」の建設に向けて準備を始めたばかりだった。欧米にあるこどもホスピスは、ほぼすべての運営費を寄付で賄っているというが、看護師や保育士の存在が欠かせない以上、その人件費まで含めると、膨大な寄付金を集め続けなくてはならない。そもそも、命を脅かされる病の子どもたちを支援するような専門性の高い施設を、医療従事者でもない自分たちが運営できるとも思えなかった。

いつかは叶えたい「憧れ」のプロジェクト。２００５年の段階では、ひとまず頭の片隅に置いていた。

だが、「リラのいえ」もスタートから5年がたち、次のプロジェクトを考えてもいい時期ではあった。田川さんは熊澤さんに意向を伝えたのち、ほどなくスマイルオブキッズの理事会にはかることにした。議題は、こどもホスピスの開設を目指し、プロジェクトを立ち上げることについて。理事の意見は割れた。

「リラが軌道に乗り始めたばかり。新しいことを始める余裕などない」

「こどもホスピスには常駐の看護師や保育士が必要になる。年間の運営費はリラの比ではない」

慎重派の現実的な意見に対し、賛成派も「病児のリアル」を訴えた。

「日本では闘病中の子どもの居場所は自宅か病院しかないのが現状。最後まで子どもらしく過ごせる場所は必要だ」

多数決の結果は理事計7人のうち4人が賛成、2人が反対。1人が態度を留保。

「ゴーサイン」だった。

そして石川さんの遺産から計1億5００万円が「こどもホスピスの実現」のために託され、もはや「憧れのプロジェクト」ではなくなった。

「絶対に、こどもホスピスをつくるんだ」

存命であれば、22歳を迎えていたはずのはるかちゃんへの誓いでもあった。

プロジェクト始動へ

2014年8月には「横浜小児ホスピス設立準備委員会」が発足。委員には、こどもホスピスの必要性に共感を示したスマイルオブキッズの理事や横浜市内の企業経営者ら20人が加わり、プロジェクトが始動した。

何よりもまず資金集めが急務だった。田川さんは「リラのいえ」の時と同様、チャリティーコンサートや講演会を頻繁に開き、こどもホスピスの必要性を社会に訴え、懸命に寄付を募った。

そして驚くべきことに、世間も「寄付」という厚意でこたえてくれた。

「子どもたちのために使ってほしい」と母から託された遺産を、丸ごと寄付してくれた人。チャリティーコンサートに何度も足を運んだ人。遠方からの自転車旅行の道すがら寄付を募り、はるばる横浜まで届けに来てくれた人。様々な人が、様々な善意で応じてくれた。ある学者夫婦からは、「高齢の自分たちには、もう必要ないので」と、1億円の寄付が届いた。夫が若かりし頃、「起業する」という後輩に出資したところ、つい数年前にその企業が上場したことで何十倍にもなって戻って来た、ということだった。

横浜市も動き始めた。市議会では超党派の議員がこどもホスピスに関する勉強会を重ね、設置の必要性を市に訴えた。２０１９年６月、市側が「在宅療養児等生活支援施設支援事業」として事業を指定し、横浜市大の学生寮跡地の30年間の無償貸付と、年間５００万円までの人件費の一部補助などを決定した。

第二の我が家のような場所を

「憧れ」が「決意」へと変わってから8年が過ぎた２０２１年11月21日。曇天の中、こどもホスピス「うみとそらのおうち」の落成式典が開かれた。神奈川県知事や横浜市長と並び、スーツ姿で式に臨んだ田川さんは、会場に集まった人々にこう宣言した。

「命にかかわる病気をもつ子どもは、いま全国に2万人いるといわれていますが、彼らには病院と自宅しか居場所がありません。残された時間を有意義に使い、家族と楽しく過ごせる第二の我が家のような場所を、目指します」

完成した施設の1階は、広々としたふれあいスペースだ。部屋の中央部に天井からぶらさがるカラフルなブランコが「ここは子どものための空間なのだ」と主張する。

2階は宿泊利用のための寝室が3部屋と、家族が一度に入浴できる大風呂や、両親がリフレッシュできるサウナなどが備わっている。

そして天井の照明を星座にしつらえたのは、施設内のインテリアデザインを無償で請け負ったゲンスラー日本支社だった。同社の幹部がうみそらの設立趣旨に深く賛同し、協力を名乗り出てくれたという。

デザイナーはうみそらの誕生物語を傾聴し、はるかちゃんの星座であるふたご座に加え、1月生まれだった石川さんの星座であるやぎ座を、照明で表現してくれた。

はるかも石川さんも、うみそらにやってくる子どもたちと家族を温かく見守ってくれている――。

田川さんはそう信じて、ふとした折に天井を見上げている。

第3章

「子どもの時間」が終わる前に

ゴールデンウィークが終わり、侍従川にそそぐ日差しが夏へと向かい始めたある週末。うみそらでは「たこ焼きパーティー」が開かれていた。

侍従川に臨む対面型キッチンに2台のたこ焼き器が並ぶ。一つはオーソドックスなたこ焼き、もう一つはチーズ入りのたこ焼き用だ。専用のピックを手に、うみそらのスタッフとボランティアがひょいひょいとたこ焼きを返し、たこ焼きがじゅうじゅうと音を立てて焼かれていく。

次々と皿に盛られるたこ焼きに、「おいしそー!」と歓声が上がった。

この日はうみそらのヘビーユーザーとなっている吉田《よしだ》桃《もも》ちゃんと母親の恵子《けいこ》さんが、お友達を誘い、ランチタイムに「たこパ」を楽しもうというプランだった。桃ちゃんもピックを手に、果敢に「返し」に挑戦するが、ついついタネをいじりすぎてしまう。そのためいびつな形に焼けるものもそれなりにあるけれど、楽しい「たこパ」ではそれもご愛敬だろう。

「うみそら時間」を楽しむ

「こどもホスピス」で「たこ焼きパーティー」という組み合わせに、ミスマッチを感じる向きもあるかもしれない。だが、難しい病気と闘う子どもたちの希望を叶えるために、うみそらにあっては、子ども自身が望むことなら、そんな利用方法も全くミスマッチではないのである。

うみそらの利用希望者には、まず施設まで見学に来てもらい、設備を確認したうえで「利用時には何をしたいか」を尋ね、打ち合わせをする。

コロナ禍で会えずにいた親戚を集めて「この子の誕生日を祝いたい」と聞けば、誕生日会らしい飾りつけなどの演出面をうみそらスタッフが補う。

生まれつき遺伝子異常があり、人工呼吸器やパルスオキシメーターなど複数の医療機器の装着が欠かせない我が子の2歳の誕生日を祝いたいと聞けば、日ごろ気が抜けずに過ごしているであろう夫妻も楽しめるようにと、ＮＰＯにお願いしてサプライズ演奏をプレゼントする。

そして子どもの病状に応じて、看護師スタッフが子どもの主治医や担当看護師たちと事前に情報を共有し、時にはカンファレンスを設けてもらうこともある。

利用規約にもこれといって制限を設けておらず、過ごし方の「フォーマット」もあるわけではない。田川さんは「私たちの側も、利用者の方々にうみそらの使い方を広げてもらっている」と話す。

「たこパ」の話に戻ろう。

吉田さん親子は、昨年春にうみそらを利用し始めて以後、月に1～2回ほどのペースで、自由なアイデアで「うみそら時間」を楽しんできた。

そしてこの日は「母の日」だった。

みんなでおなかいっぱいにたこ焼きを食べた後で、桃ちゃんとうみそらのスタッフが何やらそわそわし始めた。スタッフがそそくさとキッチンに入り、オーブンを確認して戻ると、桃ちゃんにジェスチャーで「オッケー」を伝えた。

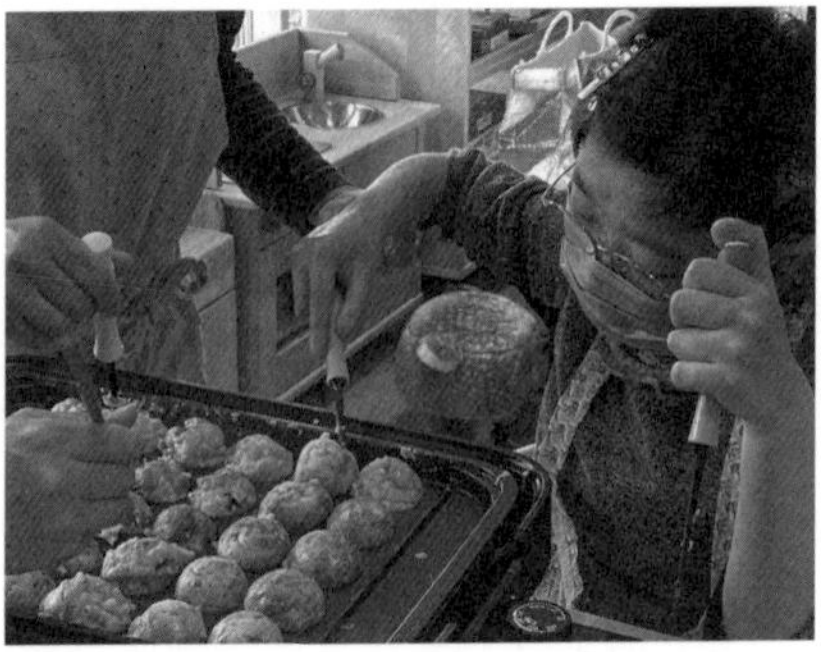

母の日に、うみそらでたこ焼きパーティーを楽しむ吉田桃ちゃん

「はい、どうぞ」

桃ちゃんから恵子さんに、一枚のお皿が手渡された。

桃ちゃんが手描きした恵子さんの似顔絵に、「ありがとう　桃」のメッセージも添えられている。実物の恵子さんは黒髪だが、なぜか金髪に近い茶色のショートカットと、にっこりと微笑んでいる口元に、いつでも底抜けに明るい恵子さんへの、ひとり娘の愛情表現が見て取れる。

「たこパ」をリクエストしたのは桃ちゃんだったが、お皿のプレゼントは、うみそらのスタッフのアイデアだった。スタッフが準備した特殊な絵の具を使い、お皿に桃ちゃんがせつせと手描きして準備していたものだ。

吉田さん親子がうみそらを頻繁に訪れることには、理由がある。

2023年11月には18歳になる桃ちゃんにとって、「子どもでいられる時間」の終わりが迫っているからだ。うみそらの利用規約には、こうある。


生命にかかわる病気や状況で治療や療養生活を送るLTCの子どもと家族の「家族の時間」を支え、地域とのつながりを育むコミュニティ型の通所施設

田川さんは「ケースバイケースで対応していく必要があると思っている」と言うが、児童福祉法や児童手当法などでは「子ども」の年齢を「18歳未満」と定義している。そのため母の恵子さんは「めちゃくちゃ焦ってます」という。

桃ちゃんには、生まれながらに先天性の重い心臓疾患である左心低形成症候群と両大血管右室起始症があり、その合併症としてチアノーゼ腎症やひざの関節症、声帯に指令を出す反回神経の麻痺も患っている。知的障がいや発達障がいもあり、喀血《かっけつ》（気管内出血）により大量出血し、心停止した経緯もある。

シングルマザーの恵子さんは、そんな桃ちゃんに二人三脚で寄り添ってきた。

心臓疾患の状態を改善するためには3段階の手術が必要とされたが、合併症などで全身の状態が良好ではない桃ちゃんは、最初の段階の手術しか受けられていない。

しかし当然のことながら、恵子さんは母親として「娘に何とか少しでもいい状態で人生を送らせたい」という望みを抱き続けた。

最後の大手術は2018年。医師から「肺の動脈圧が下がると2段階目のオペができる条件がそろう」と聞いていたため、動脈圧を下げるために心房をくり抜き、血液の通りを促すための大手術だった。だが、それほどの厳しい手術を経ても、肺の動脈圧は下がらなかった。恵子さんが回想する。

「最後の望みをかけた手術でしたが、期待した結果にはならなくて。子どもの体に大きな負担をかけただけに、残念な気持ちはありますが、少しでも状態をよくする上では必要な手術でした」

最後のオペの結果をふまえ、国立成育医療研究センターや静岡県立こども病院でもセカンドオピニオンを求めたが、いずれも「オペはリスクが高すぎる」との所見が出た。最終的に2021年、主治医からも「根本的な改善の見込みはない」と告げられた。

かすかな希望を打ち砕かれた恵子さんは愕然《がくぜん》としながらも、「治療モード」から、自身の気持ちのスイッチを切り替えた。

「これまでは治療を最優先にしてきたので、娘の人生は『ないないづくし』だったんです。この治療を頑張ったら海に行けるからね、この手術を頑張ったら学校にも行けるからねと、ずっとずっと我慢をさせ続けてきたから、子どもらしいことを何一つ経験させてあげられていないんです。桃がまだ何とか子どもと呼ばれる年齢のうちに、子どもらしい体験を一つでも経験させてあげたい」

それが、うみそらに足しげく通う理由だ。
「秋には18歳になっちゃうし。めちゃめちゃ『巻き』なんです」
あっはっはと豪快に笑う、とにかく明るい恵子さんなのだ。

「遊びに行ける」ことが大事

障がい者手帳をもつ桃ちゃんには、現状では病院と自宅以外に拠り所のない小児がんの子どもたちと比べれば、受け入れてくれる施設が複数ある。特別支援学校の高等部に通い、放課後デイサービスにも通い、数か月に一度は「多機能型拠点」にも行く。

それでも、施設ごとの利用条件が壁となり、利用を断られることは少なくない。

肢体不自由児や重症心身障がい児をおもに対象とする医療型施設の利用は難しい一方で、福祉型施設では、痰の吸引と酸素吸入など医療的ケアを必要とするため、「看護師がいないから」と断られることが多いという。

その点、医療的ケアを大前提としている国立成育医療研究センター内の医療型短期入所施設「もみじの家」は、予約さえ取れれば最大で9泊10日まで、子どもだけでも受け入れてくれるため、吉田さん親子にとって「頼れる施設」となっている。

医療ケアが欠かせない子どもの介助から離れ、家族が息抜きするための「レスパイト（休息）施設」として利用するケースが多く、恵子さんも2〜3か月に一度のペースで利用している。

そこにもう一か所、うみそらが加わった。

吉田さん親子が最初にうみそらを利用したのは2022年春だった。当初はまだコロナ禍ということもあり、親子としても使い始めでもあったため、飲食を伴わずに楽しめる「人生ゲーム」などのボードゲームをして過ごすことが多かった。しかし徐々に自由度が増し、うみそらサイドからも「ピザを作ってみませんか？」「ケーキ作りに挑戦してみる？」などとユニークなアイデアが提案された。

吉田さん親子にとって、もみじの家とうみそらでは、どんな違いがあるのだろう。恵子さんはこう語る。

「まず用途の違いとして、『もみじの家』を利用するときに『お友達とたこ焼きパーティーしよう！』とは考えにくいけれど、子どもの医療ケアをお任せすることができます。一方でうみそらでは、医療的なケアを自分で行う代わりに、桃が会いたい人に自由に会うことができるし、やりたいことをできる。そもそもこれまで『ないないづくし』だった桃にとって、うみそらに『遊びに行ける』こと自体が特別です」

桃ちゃんは24時間、酸素吸入が必要なため、外出のためには液体酸素を持ち歩く必要があり、のどに絡む痰を定期的に除去しなくてはならない。うみそらではこうしたケアを利用者が自己完結しなくてはならないが、心身とも「医療」から離れ、子どもの「やりたい」を叶えることに注力することができるというのである。

たこ焼き、ピザ、ケーキ、ギョーザ。これらはぜんぶ吉田さん親子がうみそら利用時に、お友達を誘って手作りして、一緒に食べたものだ。お友達の誕生日には「手作りケーキでお祝いしたい」とうみそらにリクエストをして、スポンジの台を準備してもらい、桃ちゃんは生クリームとチョコレートでデコレーションを頑張った。

「うみそらに行くときには、まず桃が会いたいお友達を誘って、お友達に何をしたいかを尋ねます。それからきまって『じゃあうみそらで何食べようか？』という話になりますね」と恵子さん。

子どもに限らず、仲間や友達と集うピクニックやキャンプの食事は楽しみで仕方がないものだ。子どもの時間という意味においては「ないないづくし」で成長してきた桃ちゃんにとって、「うみそらで何を食べよう」と考えることは、楽しいピクニックやキャンプの感覚と同じなのだろう。

試しに桃ちゃんに「うみそらで一番好きな場所は？」と尋ねてみた。するうと「キッチン」と即答してくれた。侍従川を望む、窓際にある対面キッチンだ。料理する人と食べる人が向き合いながら食事ができる対面キッチンは、幸福の象徴のような空間。桃ちゃんが即答するのもうなずける。

「うちの子、うみそらにつくとまずキッチンに行って、冷蔵庫に何が入ってるかチェックするんです。おいおい自宅か？　って話ですよねぇ」。恵子さんは娘に突っ込みつつ、そのリラックスぶりが嬉しくてたまらない様子だ。

2023年夏。恵子さんは思い切って、初めての「親子旅」に出ることにした。うみそらを利用する中で、医療的ケアを自己完結する準備さえしっかりすれば、安心安全に外出できることが確認できたからだ。

「これまで我が家にとって一番遠い外泊先は、レスパイト目的の『もみじの家』でした。でも、何度もうみそらさんで過ごしてみて、何とかいけるかなと」

6月、親子は山梨県北杜《ほくと》市のアウトドア宿泊施設「あおぞら共和国」で2泊3日を過ごした。演劇などパフォーマンスを通して病児や障がい児とその家族をサポートするNPO法人「心魂《こころだま》プロジェクト」の宿泊イベントだった。ログハウス風の宿泊棟に泊まり、広々とした芝生の広場で自然を満喫し、夜は満天の星を見た。

恵子さんにとっても自分の運転で高速道路を長時間走る移動は、「ほとんど生まれて初めて」というプチ冒険だった。往復日の桃ちゃん用の液体酸素と圧縮酸素を自家用車に詰め込み、サービスエリアごとに休憩をはさみながら、自宅のある横浜市内から片道6時間かけて慎重に向かった。

高速道路から見える景色や休憩で立ち寄るパーキングエリアなど、すべてが桃ちゃんにとって、そして恵子さんにとって、「初めてづくし」の旅だった。

そして17歳で過ごす夏休みの間、何度もうみそらに通うつもりでいたのだが、夏休み序盤で骨折してしまい、その余波で持病の状態も悪化したため、予定を変更せざるを得なかった。それでも、プラネタリウムイベントで星座を見て、「うみそら集合」でお友達とピザを作ったりアクセサリーを作ったりと、残された「子どもでいられる時間」を惜しむように、夏のうみそらで過ごした。

親子にとって、うみそらは「生活の中に入り込んでいる」と恵子さんは言う。

「生活の一部というか、うちの子の人生に組み込まれている場所になりました。『いつかディズニーランドに行きたいよね』といった『いつか』レベルの場所ではなくて、もっと確実性の高い居場所というか。行きたいなと思う時に行けて、確実に楽しみや喜びがある場所として存在しています」

生まれて初めてのメリーゴーラウンド

そんな桃ちゃんとの縁で、うみそらを利用し始めた親子がいる。

桃ちゃんの10歳年下の落合《おちあい》恭子《きょうこ》ちゃんと両親の剛《つよし》さん、純子《じゅんこ》さんだ。

吉田さんと落合さんは、「心魂プロジェクト」のイベントで知り合った。お互い一人っ子ということもあり、桃ちゃんは恭子ちゃんを実の妹のように思い、優しく接する。

「吉田さん親子がうみそらさんをとても気に入っていたので、うちもぜひ行ってみたいと思いました」

恭子ちゃんは、18トリソミーと呼ばれる先天性の染色体異常のため、心臓や腎臓などの内臓に難しい疾患がある状態で生まれてきた。生まれる前に絶命してしまう子も多く、泣き声をあげても「生後1年を迎えられる確率は10％」といわれる厳しい病気だ。だが幸いなことに恭子ちゃんは無事に年を重ね、小学生になり、楽しく特別支援学級に通っている。

２０２２年の夏、うみそらに移動式のメリーゴーラウンドが招致された際には、落合さん家族も参加し、恭子ちゃんは生まれて初めてメリーゴーラウンドを楽しんだ。

剛さんの横で車いすに乗ったまま、くるくると回りながら、目をキラキラと輝かせる恭子ちゃんの表情を、純子さんは木馬の上から満面の笑みで見守った。

「自分も遊園地気分を満喫しちゃいました。いやあ、楽しかった」

２０２３年夏には、落合さん夫妻は6度目の利用で、初めてうみそらに宿泊してみた。そしてうみそらのボランティアの助けを得て、少し早めの「七五三」の写真を撮影することにした。

うみそらでは、「自分のスキルを使って子どもたちのために何かできるのなら」と考える人たちが登録ボランティアとして活動する。神奈川県や首都圏の約２００人（２０２３年7月現在）が、利用者のニーズに応じてその都度、対応する。

落合さん夫婦が宿泊利用のついでに「七五三」をやろうと決めたのは、お友達家族から着物を譲り受けたからだった。

「最初はぱぱっと着物を着て写真を撮ろうか、ぐらいの感じでしたが、うみそらさんにそれを伝えたら、『着付けができるメークさんやプロのカメラマンさんが登録ボランティアにいて、来てもらえそう』と言って頂いたので、喜んでお願いしました」と純子さん。

当日は恭子ちゃんの酸素吸入器と圧縮酸素など、いつもの「お出かけセット」に加え、友達から譲ってもらった七五三用の着物と夫婦それぞれの着物、そして夕食時に夫婦が楽しむためのワインを2本、車に載せてうみそらにやってきた。

家族が到着すると、さっそく各分野の「プロ」のボランティアたちが、家族の着付けとメークにとりかかった。恭子ちゃんには、鮮やかな若草色の絵柄がさわやかな着物を手際よく着付け、帯も車いすに接触する背面ではなく、腹側で華やかに結ばれた。

日ごろは恭子ちゃんのケアに追われ、自分の美容にあまり構うことのない純子さんも、40分ほどかけてヘアメークを念入りに仕上げてもらった。

「メークをこれほど丁寧に仕上げてもらうのは、結婚式以来です」

綺麗に仕上がったメークとヘアスタイルに、純子さんも嬉しそうだ。

1時間ほどかけて華やかな装いを整え、記念撮影にのぞんだ。

「視線、こっちにお願いしまーす」

カメラマンによる撮影に加え、うみそらのスタッフが剛さんのスマホを引き受け、何枚も何枚も写していった。落合さんの家族に限らず、うみそらを訪れる人たちにとって、家族が笑顔で過ごす一瞬一瞬がかけがえのない時間なのだ。

撮影を終え、ボランティアの人を交えてティータイムへ。剛さんは晴れ着で車いすに乗る恭子ちゃんをテーブルごしに見つめながら、「かわいいなあ……」。繰り返しひとりごちていた。恭子ちゃんが3歳の時にも家族で記念撮影をしたそうだが、さらに4年の月日を重ね、美しく成長した娘の姿に、想いがあふれた。

夕方からは「家族の時間」だ。まず夫妻が楽しみにしていた大風呂へ。入浴の刺激で脱糞しないよう、恭子ちゃんには浣腸を使って排便を済ませたうえで、家族で1時間ほどゆっくり湯につかった。

湯上り後の純子さんに大風呂の感想を尋ねると、「これまでで一番の『いい湯』でした！」と、少し興奮気味に答えてくれた。

「湯船に浮かぶマットに恭子を乗せられたので、抱きかかえなくていい。おかげで心身とも心底リラックスしてお風呂を楽しめました」

落合家は温泉旅行にも出かけてきたが、車いす生活を送る恭子ちゃんを大浴場に連れていくことは骨が折れるうえ、個室の家族風呂を利用するにせよ、脱衣所から入浴を終えるまでずっと抱きかかえていなくてはならない。

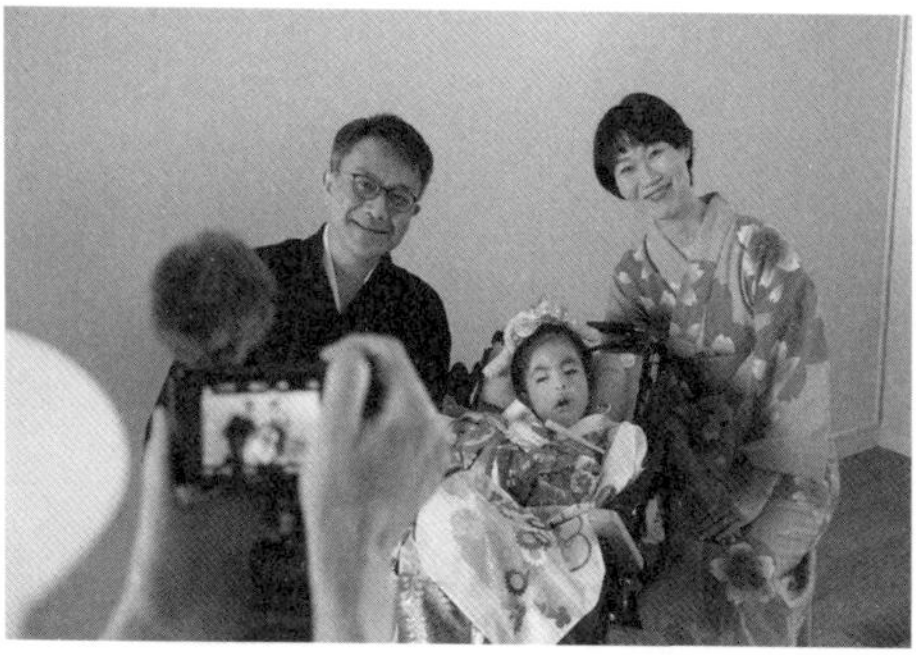

落合さん夫婦も晴れ着をまとい、恭子ちゃんの七五三を祝った

うみそらでは、病気や障がいのために歩行できない子どもを部屋から風呂場まで運ぶリフトを各部屋の天井に取り付けている。また湯船に浮かぶ大きなマットがあり、純子さんは恭子ちゃんをこのマットに乗せ、自分もゆっくり湯船につかることができたという。

「家族3人であんなにリラックスして入浴できたのは、初めてだと思います」

家族の入浴中、1階のキッチンでは、田川さんや本多さんが料理を始めていた。落合さんたちが持参したパエリアなどの夕食を準備し、うみそらで育てている野菜を使って簡単な「おつまみ」を調理した。

落合さん夫婦は予約時に「もしよろしければ一緒に飲みませんか」と田川さんに声掛けしていた。もちろん田川さんは快諾した。

「こうしてご家族のだんらんにお誘いを受けるのはありがたいことです。お互いリラックスした状態で、率直にお話をうかがえますから」

宿泊利用の際は時間を気にせず、家族がゆったりと過ごせるので、うみそらへの要望だけではなく利用者が抱える苦悩や不安など、率直な話を聞くことができる。必ずしも「飲みニケーション」である必要はないが、田川さんには、利用者が心を開いて語らえる場を大切にしたいという思いがある。

一人の人間として過ごせる場所

風呂から上がった剛さんは、宴の前に恭子ちゃんの食事の準備を始めた。持参した固形ミルクをお湯で溶き、ミネラルウォーターで温度を調節したものが恭子ちゃんの食事だ。器材を使って鼻からミルクを注入。一食あたり200ミリリットルを、数回に分けて与える。以前は食事を口から摂取していたが、ある時から突然、口から食べないことが増えたという。

テーブルの横に、うみそらスタッフがソファベッドを移動させた。大人たちの楽しい晩餐のひとときを、恭子ちゃんも共に過ごせるようにとのはからいだ。

頃合いを見て、剛さんが田川さんにワインをつぎ始めた。

「お待たせしました。どうぞどうぞ」

夫婦と田川さんが笑顔で乾杯。恭子ちゃんはソファベッドの上で、大人たちが談笑する声を聴きながらまどろんでいる。

話題は主に、旅行好きだった田川さんと剛さんの、若かりし日の旅の思い出話だった。

「子どものことじゃなくて、ほぼ普通のよもやま話で酒を楽しめました。それが逆に新鮮だったし、リラックスできました」と剛さん。

翌朝。気持ちの良い快晴だったことや、日ごろ寝坊がちな恭子ちゃんが早起きしたこともあり、本多さんが「庭でコーヒーでもいかがですか」と家族を誘い出した。

家族のために、本多さんが外のブランコの横に机といすを用意して、コーヒーを淹れた。

平潟湾から吹き抜ける涼しい風が心地よく、夫婦は侍従川の流れやよく晴れた空に目をやりながら、ゆっくりとコーヒーを楽しんだ。

「1時間ぐらいゆっくり、頭を空っぽにしてただボーッとしてました。本当にいい時間でしたね」

剛さんの言葉に、純子さんも深くうなずいた。

うみそらの存在意義は、厳しい病や障がいのある子どもたちが病児や障がい児としてではなく「普通の子ども」として過ごすことにある。だが同じように、その子たちの親やきょうだい児たちが「病児の親」や「障がい児の家族」といった文脈で語られる特別な立場から解放され、一人の人間として過ごせる場所でもある。

また違う季節に宿泊利用してみたら、どんな時間が過ごせるだろう——。

落合さん夫婦は、早くも次の機会を楽しみにしている。

第4章

悲しみと共に生きていく

うみそらには一台のアップライトピアノが置かれている。子どもたちがこのピアノで遊んだり、お誕生日会を演出したり、音楽教室を開いたりする際に活躍している。

2022年12月、2回目のクリスマスを迎えたうみそらでは、朝からささやかなピアノ演奏会が開かれた。曲目はクラシックではなく、すべて子どもに人気のアニメやキャラクターにまつわるものばかり。アニメ映画『耳をすませば』の主題歌「カントリー・ロード」から静かに始まり、人気キャラクター「すみっコぐらし」の映画の主題歌「冬のこもりうた」までの全15曲が優しいタッチで演奏され、客席からはすすり泣く声も聞かれた。すべての演奏が終わると、芸術を通じた社会貢献活動を続ける認定NPO法人「あっちこっち」のピアニスト、青木《あおき》佑磨《ゆうま》さんに、大きな拍手が送られた。

これはうみそらで続く月に一度の「グリーフカフェ」のひとまくだ。

グリーフカフェでは、子どもを亡くした親や家族たちに寄り添うことを目的に、当事者同士の懇談会やヨガ教室、アートイベントなどを続けている。この日はクリスマスということもあり、参加者それぞれの思い出の楽曲をピアニストに弾いてもらうことで、音楽を通して我が子に思いをはせる時間を過ごしたという。

青木さんは「カフェ」に向けて事前にリクエストを受け付け、前日の未明まで準備を重ねて臨んだと語る。

「すべてお子さんとの思い出が詰まった曲なので、ご家族がどんな気持ちで聞かれるかをイメージしながら、時間をかけて準備しました。一般的なコンサートとはまったく違う気持ちで弾かせていただいた」

「グリーフケア」とは何か

大切な人との死別など、人生の中で起きる様々な「喪失」が引き起こす悲嘆（グリーフ）に苦しむ人に寄り添い、サポートする試みを「グリーフケア」と呼ぶ。

グリーフケアの取り組みが国内で本格化したのは、2005年4月、100人以上の死者を出したJR福知山線列車脱線事故の後だった。JR西日本は事故を受けた遺族支援の一環として、ケアを実践する人材の育成や公開講座を開講し、2009年には国内初となる専門教育機関「グリーフケア研究所」も設立。翌春にこの研究所が上智大学に移管され、現在も東京・四谷のキャンパスと、大阪市北区にある同大学の大阪サテライトキャンパスとの2か所で人材育成などの活動が続いている。

田川さんは、横浜こどもホスピスプロジェクトを立ち上げた当初から、子どもを亡くした遺族に寄り添うグリーフケアも、うみそらの重要な役割と考えていた。

次女のはるかちゃんを見送った後で悲嘆にさいなまれた自身の経験に加え、こどもホスピス発祥の地・イギリスで訪ねたどの施設でも、子どもを亡くした遺族たちがごく自然に立ち寄り、時を過ごして帰っていく様子を目の当たりにしたためだ。

このグリーフカフェを中心となって担当するのは、うみそらスタッフの杉山真紀《すぎやままき》さんだ。杉山さんも2013年、次男の航平《こうへい》くんを小児脳幹部グリオーマで亡くしている。まだ5歳だった。

「とてもおりこうな子でした。お兄ちゃんがかなり手がかかる子だったので、次男は穏やかに育ってほしいと『航平』と名付けたら、その通りになって」

だが、田川さんの次女はるかちゃんと同じように、航平くんもあるとき突然、階段を登れなくなるなどの異変が現れ、「小児脳幹部グリオーマ」と診断されるとともに「余命は10か月」と宣告された。杉山さんは余命宣告に衝撃を受けつつも、「治せないのなら、残された時間で好きなことを全部、やらせてあげたい」と、気持ちを切り替えることができたという。

放射線治療が効いている間に、航平くんが大好きなディズニーランドも動物園も、伊豆の海にも連れて行った。3歳まで育った兵庫県のお友達にも会いに行った。航平くんが望む場所に連れて行き、会いたい人に会いに行った。

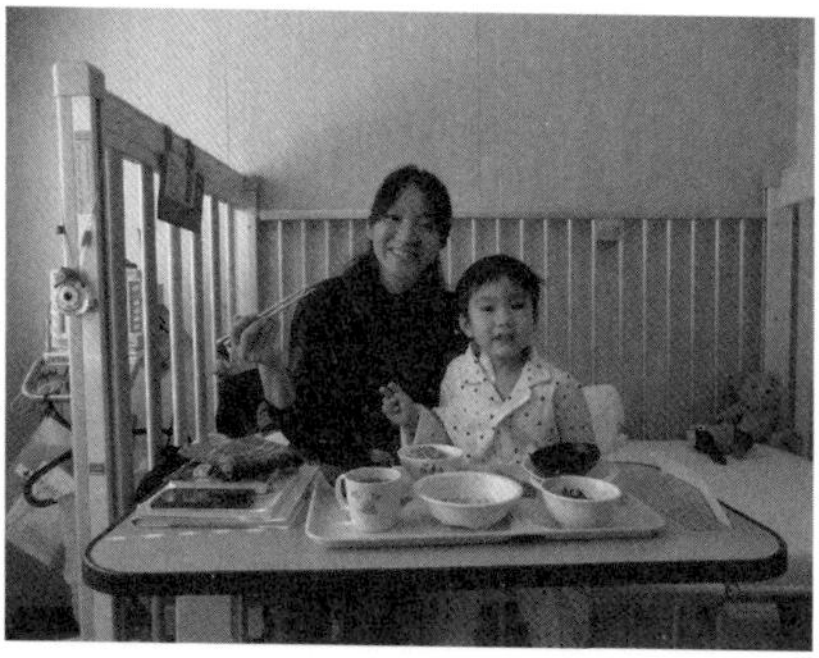
闘病中の杉山航平くん。「彼の存在を伝えていきたい」と真紀さん（杉山真紀さん提供）

航平くんが空へと旅立った後、杉山さんはしばらく家にこもりがちになった。息子の命を病魔に奪われたことへの怒りややりきれなさ、周囲の過剰な気遣いへの困惑といった複雑な感情に襲われ、混乱する時期は1年ほど続いた。だが、最後に残された時間で笑顔の航平くんと過ごせた記憶に助けられ、静かに日常を取り戻し、絶望に支配されることはなかったという。

しかし最大の問題は、遺族としての複雑な思いを誰にも話せないことだった。

我が子を亡くした親の悲しみは、経験していない人たちに話したところで分かるものではない。直感的にそう感じていた杉山さんは、「この悲しみは一人で抱えていくものだろう」と考えていたが、航平くんが旅立った年の年末、「小児脳幹部グリオーマの会（通称・患者会）」を見つけ、患者会のクリスマス会に夫と長男と共に参加してみた。

会場は都内のマンションの一室だったが、同じ小児脳幹部グリオーマで我が子を亡くした家族が10組ほど来ていて、まずその数に驚いたという。

「航平の闘病中、医師と家族以外の誰とも接点がありませんでした。同じ病気で我が子を亡くした親が、近くにこんなにいたんだとびっくりしましたね。同じ境遇の人になら、今まで話せなかったことも話せる。そんな場所に出会えて、何か安心しました」

さらにこの「患者会」から自然発生的に、母親同士が集う場「ママカフェ」も生まれていた。我が子が他界した後、考え方の異なる親族との付き合い方や、亡くなった子の友達の母親たちとのコミュニケーション方法など、同じ経験をした母親にしか共有できない貴重な情報交換の場になっていた。

杉山さんにとってうみそらでのグリーフカフェのイメージは、このママカフェだ。当初はグリーフケアの専門知識を学ぶための「勉強会」も試験的に開いてみたが、悲嘆の重さに何とか耐えて生活している参加者にとって、ママカフェのような緩やかな「自助会」形式の方が、気楽に参加してもらえるだろうと考えた。

「とにかくまず一人でも多くの当事者の方が、同じ境遇の人たちとつながれる場を作りたかったんです。子を亡くした親はどうしても心の居場所を失ってしまう。本当に孤独なものです。だからここが少しでも心を軽くできる場所になれたらと思います」

佐々木美基《ささきみき》さんは、埼玉県三郷《みさと》市からグリーフカフェに通っている。2022年6月の初回から1年の間に計7回、開かれたが、佐々木さんは結果的にすべて参加してきた。

「でも」と佐々木さんは言う。「その回が楽しいとは限らないし、それが最後になることもあるかもしれない、と自分に言い聞かせて向かいます」

グリーフカフェに対する佐々木さんのこの距離感こそ、グリーフケアのありようの難しさであり、子を亡くした親たちの悲嘆の深さや複雑さを物語るものだ。

同じ境遇の人たちと話ができる「場」

ひとり娘の澪《みお》ちゃんが空に旅立ったのは２０２２年１月11日のことだ。小学３年生、９歳だった。

前年の２月に原因不明の嘔吐が続き、総合病院で検査をしたところ脳幹部に影が見つかった。小児脳外科のある病院で精密検査を受け、脳腫瘍の「びまん性正中グリオーマ（小児脳幹部グリオーマ）」だと診断された。医師からは、「生命をつかさどる脳幹という場所に悪性腫瘍があり、これからどんどん手足が動かなくなる。食べることも話すこともできなくなり、呼吸もできなくなるだろう」と告げられた。

医師によれば、この病気に決定的な治療方法はなく、放射線治療で一時的に腫瘍を抑えられるが効果は２～３か月しか続かず、その後は再び腫瘍が増大するという。

そして医師は言った。

「とても残念ですが、娘さんは、来年の桜を見られないでしょう」

事実上の余命宣告だった。この残酷な言葉を、佐々木さんは怒りをこらえながら聞いていたという。こう振り返る。

「私の中には、澪の未来に『死』なんてものはなかったんです。だから医者に桜の話をされた時、来年も再来年も澪はちゃんと桜を見られるにきまってる、この医者が間違ってるんだと、怒りをこらえながら聞いていました」

即日入院となり、陽子線による放射線治療と抗がん剤治療が始まった。コロナ禍のため、患者が退院するまで、付き添いの家族も病室内に泊まり込むことが課されていた。

そのため結果的に佐々木さんはまる2か月間、闘病生活に付き添った。澪ちゃんには病気のことをこう説明して励ましたという。

「澪ちゃんの頭に、ちょっと頑固なおできができちゃったの。だからママと一緒に頑張って、このおできを退治しようね。ママも頑張るから」

抗がん剤と放射線治療の影響で、澪ちゃんは食事ができなくなり、日に日に体重が落ちていった。急速に痩せこけていく娘の姿に、佐々木さんは胸が張り裂けそうな思いだったが、澪ちゃんはただの一度も泣き言を言わなかった。

「本当にしんどかったと思うんです。私だったら『もう嫌だ、やめたい』って絶対に言っていたと思う。でもあの子は言わなかった。そんなこと、ただの一回も言わなかったんです」

つらい治療に耐え、母との約束を守ろうと頑張る娘を、佐々木さんも必死に笑顔で支えた。「澪の前では絶対に泣かない」と心に決め、澪ちゃんの前では食事もしなかった。

4月に退院。小学校に戻り、新しいクラスメートに迎えられて新3年生になったが、7月に再び腫瘍の増大が始まった。2学期から再び学校を休み、通院で治療に専念。10月に放射線を再照射したことで状態の改善は見られたものの、年明けに急変した。

1月11日の朝、佐々木さんは「早朝から胸騒ぎがした」。澪ちゃんの呼吸の様子が、微妙に違ったのだ。急いで小児在宅医療の医師に連絡を取ったが、そのまま呼吸が弱まり、眠るように息を引き取った。その2週間前のクリスマスには、「4年生の遠足に持っていけるように」と、両親から真っ赤なリュックをプレゼントされ、愛くるしい笑顔で喜んだばかりだった。

澪ちゃんを見送った後、佐々木さんは悲嘆と喪失感とで自宅からほとんど出られずにいた。スーパーに買い物に行くことも一人では難しく、夫に付き添われながら行くのがやっとだった。

佐々木さんが澪ちゃんの死後に初めて少しだけ遠出したのが、うみそらで始まったグリーフカフェだった。

「患者会」で知り合った杉山さんから「もしよければ」と声をかけられ、迷ったが、うみそらには、一度会ってみたい人がいた。田川さんである。

澪ちゃんが旅立つ前の年末、ラジオから流れてきたこどもホスピスの話を、聞くともなく聞いていた。ひと月前に横浜に誕生したこどもホスピスの代表を務めている男性が、澪ちゃんと同じ病気で6歳の次女を亡くした後、小児医療を民間の立場から支えるNPO法人を立ち上げ、様々な活動をしてきたという趣旨の話をしていた。

「小児がんなどの病気と闘う子どもたちのために、こどもホスピスは大切な施設です」

田川さんの話を聞きながら、「興味」と「抵抗」という相反する感情が湧いてきた。

「澪と同じ病で娘を見送って、どんな気持ちだったん

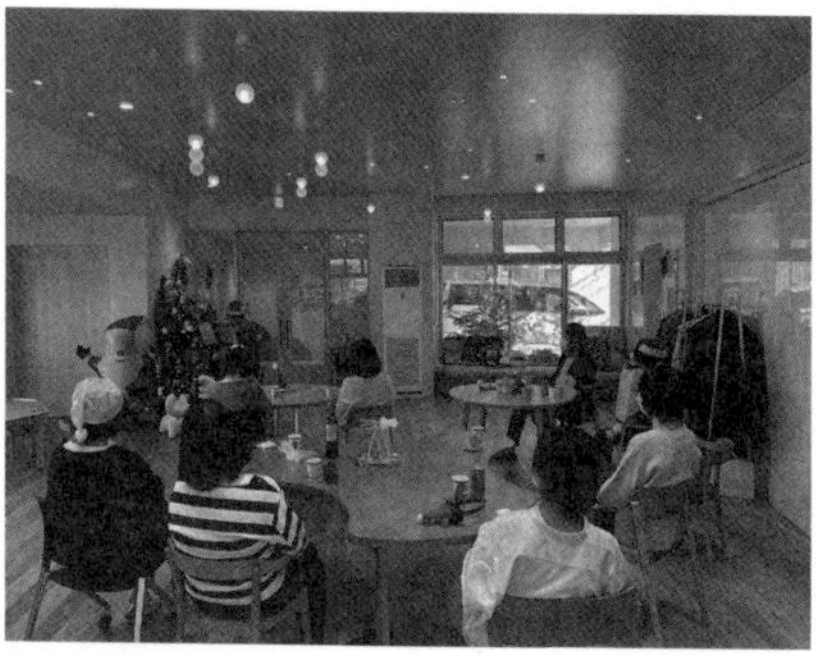

2022年12月のグリーフカフェ。亡き子との思い出の曲が続いた（うみとそらのおうち提供）

だろうと思った一方で、小児がんの子どもたちにとってそれほど大切な施設なら、どうして『ホスピス』なんて名前を付けたんだろうと」

多くの日本人がそうであるように、佐々木さんもまた「ホスピス」という言葉から「死を待つ場所」をイメージし、「私なら、澪をそんな場所に行かせたいとは思わない」と思って聞いていたという。

杉山さんからグリーフカフェの誘いを受けたとき、あの時のラジオが自然と思い出されたのだった。「行けばあの田川さんという人に、会えるかもしれない」

埼玉の三郷市から横浜市金沢区のうみそらまでは、電車を乗り継ぎ、最短でも約2時間ほどかかる。それでも体を引きずるようにして、何とかたどり着いた。

杉山さんのほかに、様々な病気で子を亡くした十数人の親たちが集まっていた。だが肝心の田川さんは所用で不在のようだった。それぞれの自己紹介が始まり、一人ずつ、我が子の闘病生活と別れにまつわる具体的な話を聞いているうちに、佐々木さんは「来るんじゃなかった」と後悔した。

子どもの病気や亡くなった時期など、自分と重なる境遇の人がいなかったのだ。

「澪と違う病気で亡くなったお子さんの話をじっと聞いていても、私にはまるで共感できませんでした」

身を固くしたまま会が終わるのを待ち、ほとんど誰とも言葉を交わさずに急いでうみそらを後にした。

「ここは私の場所じゃない、もう二度と来るのはやめようと思いながら、帰宅しました」

だが時が過ぎ、佐々木さんは「カフェ」で感じた強烈な違和感を「なぜだったんだろう」と考え続ける中で、「ああそうか」と気づくことがあった。こう語る。

「自分の悲しみは自分だけのもので、他人の悲しみは他人のもの。私が思う悲しみの形を他人に求めても、それは到底重ねることができないものだと。何度も何度も考えるうちに、そう思えるようになりました」

もう一度、あの「カフェ」に身を置いてみれば、6月とは違う共感や気づきがあるかもしれない――。そう考え、9月に開かれた2回目の「カフェ」に参加した。

この回では、我が子を病気で亡くした後にグリーフケアカウンセラーの資格を取得した女性2人が講師を務め、「勉強会」形式で会が進行した。

すると偶然、隣に座った女性が「2か月前に娘を亡くしたばかり」という人で、まだ生々しい悲嘆のさなかにいた。そして「娘と同じように病と闘う子どもたちのために活動していきたい」と打ち明けてくれた。

「分かります」。境遇が自分と似ているこの女性の思いに、深く共感できると感じた。心がほぐれ、自然と笑顔がこぼれた。

佐々木さんはそれからの「カフェ」に、欠かさず参加するようになった。

その理由を尋ねると、「そうですね。なぜだか行ってますよね」と軽く首を傾げ、少し考えてからこう語った。

「幸い私は『患者会』から杉山さんと知り合い、『カフェ』につながることができたけれど、自力であのような場所を探すことは無理でした。『あそこに行けば、同じ境遇の人たちと話ができる』と思える『場』があることは、とても大切なことなんです」

だが「場」があるとしても、娘を失った悲しみが消えることはない。佐々木さんは今もふとした瞬間に澪ちゃんを思い、はらはらと涙がこぼれてくる。

グリーフカフェにやってくる親たちの姿に、「自分」を見ることも増えたという。

「お子さんを亡くされて間もない若いご夫婦がいらして、悲しみでお話できなかったんです。『あれは少し前の私だ』と分かって、つらかった。グリーフカフェに通うことは、自分の悲しみを追体験することにもなる。私たちは自分が死ぬ時まで、この悲しみと共に生きていくほかないのでしょうね」

男親の悲しみ

春のとある週末。野球の国際大会での日本チームの活躍に世間が沸く中、うみそらの庭先で、バーベキューイベントが開かれた。庭いっぱいにレジャーシートが敷かれ、女性陣がキャンプ用のテーブルや食器をセット。炭火をおこし、肉を焼くのは男性の役割だ。この日が初対面の者同士という人がほとんどだったが、和やかに調理を進めていった。

そしてこのバーベキューイベントも、グリーフカフェの一環だった。

ひととおり食事を楽しんだタイミングで、田川さんが男性陣に声をかけ始めた。

「あっちのテーブルで男親同士、酒でも飲みながら話しませんか」

ビールやソフトドリンクを手に男性たちがテーブルに集まると、田川さんが切り出した。

「うみそらでは、お子さんを亡くしたご家族の悲嘆に寄り添う活動にも取り組んでいます。でも、お父さんたちには思いを吐き出せる場所がないと私は思っていて。なので今日はざつくばらんに男親同士、思いを共有できればと思いまして」

田川さんはかねて男親へのグリーフケアが足りていない、と感じていた。この日はバーベキューで気持ちがほぐれたあとで、男親たちが思いを吐き出す会にできたらと、密かに段取りを決めていた。

「男親にとっても我が子との死別は悲しいものです。僕もはるかが旅立ってから数年は廃人同様でした。それでも男親には仕事を続け、妻やきょうだい児を支える『大黒柱』としての役割を担う場合が多く、悲嘆にくれることは難しい。そのあたり、男同士なら、少し気楽に胸の内を語り合えるのではないかと思って」

やや唐突な流れではあったが、田川さんの言葉に押され、男親たちは、ぽつり、ぽつりと口を開き始めた。

数か月前に1歳2か月の娘を見送ったばかりという30代の男性は、会社での困りごとを語った。

「娘が闘病中だということは職場の人たちに伝えていたけれど、亡くなったことは一部の親しい人にしか伝えていなかったので、今も『お子さんの調子はどう？　元気になった？』と聞かれます。悪気はないと分かっていても、答えに困りますよね。仕方ないけど」

複数の男性から「ああ」と声が漏れた。「それ分かる」という共感のようだ。

「会社の人なんかだと、こちらからどこまで伝えていいのか、分かりませんよね」と田川さん。「ほんとに。適当に流してますけど」。男性は苦笑いした。

やはり数か月前に娘が旅立ったという30代の男性は、まだ悲しみは続いているけれど、絵を描き始めたと話し、寂しげな笑みを浮かべた。

少し沈黙が続いた後で、口を開いたのは甲斐《かい》武久《たけひさ》さんだった。

「僕は2年半前に息子を亡くしました。今も息子のいない週末をどう過ごしたらいいのか分からなくて、泣いて過ごすこともあります」

長男の陽翔《はると》くんは、2019年9月に脳腫瘍と診断され、約1年の闘病のすえ、翌2020年の8月にこの世を去ったという。

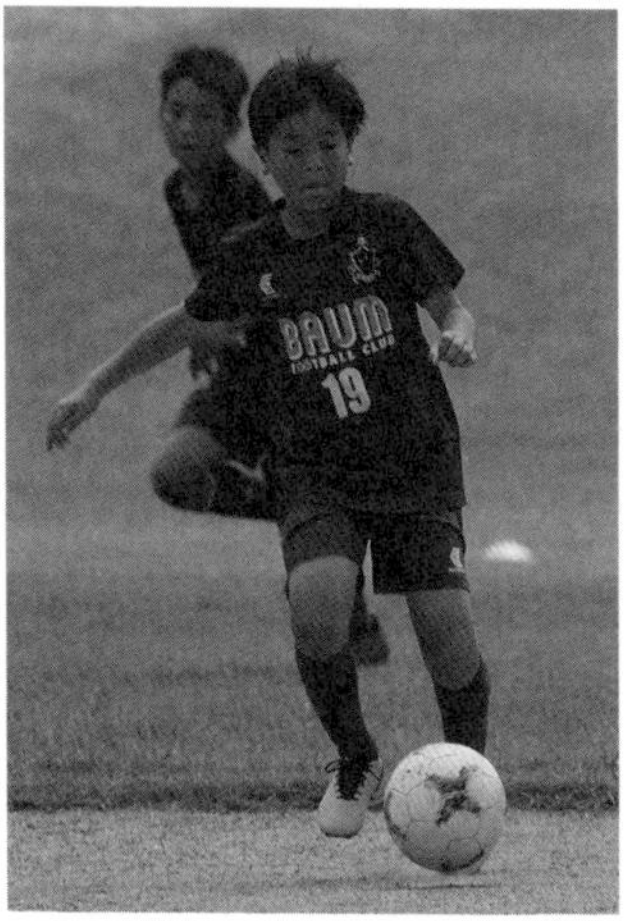

甲斐陽翔くん。プロ選手を目指し、全力でサッカーに打ち込んだ（甲斐康子さん提供）

全員が神妙な面持ちで耳を傾ける。甲斐さんは続けた。

「週末に家にいると苦しくなってしまうので、ウォーキングを始めました。でもつい息子と歩いた道をたどり、彼がサッカーを練習していた公園とかに行ってしまう。それでまた息子を思い出して、泣いてしまいます」

悲嘆のあまり泣き暮らしているという告白に、しばし誰も言葉が継げなかった。

親子の夢が暗転した日

我が子との別れから数年が過ぎても、これほど大きな喪失感を抱き続ける甲斐さんにとって、長男の陽翔くんとはどんな存在だったのだろう。雨交じりの曇天の週末に、横浜市内の自宅を訪ねた。

「こんにちは」

妻の康子《やすこ》さんが玄関で出迎えてくれた。玄関先の靴箱の上に、ありし日の陽翔くんの写真がいくつも飾られている。家族はこの写真に見守られながら、それぞれの一日を始め、また帰ってくるのだろう。

「陽翔のことを話すには、2階が一番いいと思いまして」。康子さんに案内された2階の居間で、武久さんは待ってくれていた。居間の棚には3年前の夏に11歳で亡くなった陽翔くんの遺骨や写真が置かれ、夢中で取り組み続けたサッカーのシューズやウエアが、整然と置かれていた。

「こうして週末に家でじっとしていると、彼が『ただいま』って帰って来るような錯覚に陥ります。それがまたつらくて」

陽翔くんの存在感に満ちている居間の光景に、武久さんの気持ちが分かるような気がした。

陽翔くんは物心ついた時から気難しいところのある子で、幼稚園に馴染めず、たびたび「行きたくない」と休みがちだったという。だが小学校1年の時、友人の誘いでサッカーを始めたことで、様子が一変。サッカーの練習には休まず通い、年上の仲間に負けまいと、夜も自主練に励んだ。

息子の変化を、夫婦は心から喜んだ。武久さんが回想する。

「週末の練習を見に行ったら、陽翔がとても生き生きしていたんです。みんなを笑わせたり、自然体で話をしていて。いい居場所を見つけたなと感激しました」

サッカーのとりこになった陽翔くんは、夫妻にこんなことも宣言した。

「僕がサッカーのプロ選手になって、おうちをプレゼントするからね」

本気でプロを目指すという息子の夢を叶えたい――。夫婦の心にも火が付いた。

特に武久さんは、週末の練習会場に息子を自分で送迎し、練習を見守るなどして付き添った。平日も仕事の合間にサッカーの動画をチェックし、参考になるトレーニング方法などを見つけては息子に勧めた。

親子の夢が暗転したのは、小学5年の夏だった。

夏休みの最終日の夜、陽翔くんが激しい頭痛を訴えた。妻の康子さんが病院に連れて行くと、医師の診断は「夏風邪でしょう」。ひとまず安心して自宅に戻ったが、その2日後、学校で再び激しい頭痛を訴え、救急搬送された。

武久さんが職場から病院に急ぎ向かうと、陽翔くんはぐったりとした表情でベッドに横たわっていた。見たことのない息子の姿に、ただごとではない予感はしたものの、想定外の医師の説明に言葉を失った。

「脳腫瘍の疑いがあります」

武久さんは現実感を失った状態でその言葉を聞いていた。

陽翔くんの脳に、悪性の脳腫瘍の神経膠腫《しんけいこうしゅ》と思われる影があり、脳がむくんでいる状態の「浮腫《ふしゅ》」がみられる。そのためまず手術をして病巣を取り除くことが何より急務であり、もしも術後の予後がよければ、サッカーを続けられる可能性がある——。

医師の説明にはかすかにポジティブな情報も含まれていたが、武久さんは楽観することができず、複数の病院でセカンドオピニオンを依頼した。メディアで「天才脳外科医」と話題になった医師にメールも送り、最善の方法を探った。

最終的には東京女子医大の小児科で「脳腫瘍の疑い」と診断を受け、初秋に手術の予定が組まれた。しかし手術前の検査で脳の浮腫が消えたため、「グリオーマではないのかもしれない」との主治医の判断から、手術は延期になった。

「サッカー、やっていいぞ」

主治医からそう言われ、陽翔くんの笑顔がはじけ、夫婦も喜びに湧いた。

深い悲しみの先にあるもの

陽翔くんは気持ちを爆発させるようにサッカーに打ち込んだ。躍動する姿が武久さんの目に焼き付いている。

「ドリブルもパスもキレキレで、神がかっていた。いま思えば、あの時が陽翔の黄金期でしたね」

しかし、病魔は陽翔くんを手放したわけではなかったのだ。

その年の12月、陽翔くんはインフルエンザにかかって高熱を出し、激しいてんかんを起こした。頭部の画像を撮ったところ、腫瘍の影が脳に確認された。翌年1月に手術で腫瘍を摘出。3月末にいったん退院し、通院で経過観察を続けたが、5月の検査で再び腫瘍の動きが確認された。6月に再手術。だがそれでもなお、陽翔くんの状態は急速に悪化していった。

急転直下の展開。しかし入院生活に寄り添っていた康子さんは、病に毅然と立ち向かいながら前進しようとする我が子の姿に、「日々、圧倒された」という。

陽翔くんは泣き言を一度も言わなかった。サッカー選手としての武器だった左足が動きにくくなっても、「俺にはまだ右足があるから」と前を向いていた。やがて左手も動きにくくなったある日、右手の指をパタパタと動かしていた陽翔くんに、康子さんが「何やってるの」と尋ねると、「笛の練習してるんだ」。辛うじて動かせる右手で、苦手だったリコーダーの練習をしていた。

入院中は風呂を制限されたが、車いすのままシャワーを浴びた際には、「こんなに幸せなことって、あるんだねえ」と、心からの笑顔を康子さんに向けた。

「体がどんどん動かなくなって、絶望するのが普通だと思うんです。でも彼はそうじゃなかった。どんどん成長していく陽翔に、自分が置いて行かれるようで、焦りを感じました」

旅立ったのは、8月15日だった。

数日前から昏睡状態だったが、15日の朝、康子さんがふと思いつき、陽翔くんの髪の毛をきれいに洗い、寝間着を取り換えた。康子さんは手を動かしながら、思いがけずこんなことを語りかけていた。

「ねえ陽翔。君はパパのことをとっても心配してるよね。でも大丈夫。ママがちゃんとパパを支えていくから」

康子さんとしても、息子が旅立ってしまった後の武久さんのことが、気がかりだった。

その日の昼、陽翔くんは家族に見守られながら、2階の居間で息を引き取った。翌16日は、武久さんの誕生日だった。

武久さんは陽翔くんが旅立った後、喪失感と悲嘆の重さに抑圧されながら、何とか日々を過ごしてきたという。

悲しみに押しつぶされそうな時には、陽翔くんが横に居ることをイメージし、手を差し出してみる。そして「大丈夫、ここにいるよ」と言って、手を握ってくれる陽翔くんをイメージするという。

「僕にはまだ、息子を亡くした悲しみを抱えきれない。せめて彼が『いない』という感覚をなくそうとしているんです」

甲斐さん夫婦は、うみそらのグリーフカフェにたびたび参加してきた。その縁で、それぞれ時間のある時にうみそらでのボランティアにも加わっている。

グリーフカフェに限らず、陽翔くんと同じような境遇にある子どもたちを支えるうみそらという場所そのものに関わることが、「救い」になり得ているのだろうか。武久さんはこう答えてくれた。

「これほどの悲しみを他人に話すことって、本当に難しいものがあります。でも、同じ経験をした人たちなら共感してもらえる部分がある。そして僕の話の中から『自分も同じだ』と思ってもらえたなら、僕自身も安心できるのです」

深い悲嘆のさなかにありながら、武久さんは「一つだけ夢がある」と語った。「もう一度、みんなでうみそらでバーベキューをする」夢だという。

「僕が夢見るのは、うみそらを通じて出会ったみなさんと、お空の子どもたちも一緒に楽しむバーベキューです。陽翔もいて、田川はるかちゃんもいて、ご家族全員お揃いで、それはもう満面の笑みを浮かべている。最高に美味しい食事と、最高の幸せを味わっている。僕にはその光景が目に浮かびます」

この深い悲しみの先に、「我が子との再会」という幸せが待っているはず——。武久さんはそう信じている。

「時間が変えてくれるものは確かにある」

　はるかちゃんを四半世紀前に見送り、うみそらで様々な家族、あるいは遺族を見守ってきた田川さんに、「子を亡くした悲嘆を和らげる方法など、あるものだろうか」と尋ねてみた。

「悲嘆のありようも深さも長さも100人いれば100通りで、それぞれ異なるものです。だから一概に言えることは何ひとつないと思いますが」と慎重に前置きしたうえで、こう語った。

「僕の経験上、時間が変えてくれるものは確かにある。そう思います」

　夏のうみそらの庭では、アサガオを育てることが恒例になっている。グリーフカフェの参加者が、我が子がこの世に残していった種を持参し、鉢植えに植え、うみそらのスタッフたちが手入れをしながら成長の軌跡を親たちと共有する。

佐々木さんは、我が子の形見として大切に保管するアサガオの種をまき、甲斐康子さんは、子を亡くした滋賀県の友人から託された種を植えた。そして酷暑にも負けず、いずれも見事に大輪の花を咲かせてくれた。

その種はうみそらのスタッフが採取し、大切に保管し、また次の夏へと引き継がれていく。

アサガオが咲くたびに、遺族たちの悲しみの形は、変わっているだろうか。

グリーフとは

◎上智大学グリーフケア研究所名誉所長の髙木《たかき》慶子《よしこ》さんに聞く

今の自分は、水槽の底にじっと潜む金魚のようです。

暗い底から日のさしている水槽の表面をじっと見上げて、そこにたくさんいる楽しそうで華やかな金魚を見ています。自分は二度とあの仲間に入っていくことはできないのだなあと、冷たい水の中で思っています。


これは、1995年の阪神淡路大震災で我が子と死別したある母親が、震災から2年9か月後の自身の心のありようを語ったものだ。「華やかな金魚」とは、震災で被災することも子どもと死別することもなかった「普通に幸せに暮らしている人々」だと述べている。

また別の母親は、震災から3年半後の自分の「心の状態」について、こう述べている。

今の状態をたとえると、私の心はシャボン玉の中にあるように感じる。小さい刺激にもはげしく反応し、混乱する。あらゆる不運と苦悩を心の深くに持っており、それがいつどのような時に破裂するかわからない。

こうした証言は、グリーフケア研究の第一人者で上智大学グリーフケア研究所の名誉所長である髙木慶子さんが、震災で我が子を失った母親たちに、時を経て「心の変遷」についてアンケートを実施し、寄せられた回答だ。

震災ののち髙木さんが寄り添った34人の母親たちに、震災後2年9か月と3年6か月、そして4年6か月の3回、悲嘆の状態や家族関係、生活環境などの変化を尋ねた。そしてその回答は、生の声として髙木さんの著書『喪失体験と悲嘆』に収録してある。

「周囲から受けた言葉や態度について、してほしくなかったこと」の質問に対する回答は、悲嘆のただ中にいる人々を前にするとき、多くの人が肝に銘じる必要があるだろう。

●解ったふりの同情の言葉や押しつけがましい言葉
●精神科医やカウンセラーの心無い対応に傷ついた
●「頑張れ」などの励ましの言葉を受けた
●法事などの行事に宗教や習慣を強要された
●震災後に生まれた子どもを『生まれ変わり』と言われた

などだ。ある母親は「してほしくなかったこと」の質問に、まっすぐな言葉でこう答えている。

日本社会の通念なのか、子どもを亡くした人は、この時に泣き、あの時には元気にふるまうという慣習があるようだけれど、そのようなものが悲嘆にある人々を一番、苦しめている。子どもを亡くした後、また周りの要求で苦しまなければならない人の苦悩を理解してほしい。人によっては何年たっても家族を亡くした悲嘆は深く残っている。それを他人がとやかく言う必要はない。

髙木さんはアンケートの結果を、極力「データ」として分析しないように努めたという。600人以上の被災者の悲嘆に向き合った自身の経験とあわせて、複数の母親から回答をデータ化したり分析したりすることへの「違和感」の声が寄せられたためだ。例えば、こんな意見だった。

「人それぞれの悲嘆感情がある。何かの基準でひとまとめにされることは、また私たち悲嘆者の心が傷つけられ、消されてしまうような思いがする」

「悲嘆は一人一人の表現があり、それを無視して普遍化する必要はないはず。私たちの表現として残してほしい」

大震災と病気という、子どもの死因の違いこそあれ、これらの母親たちの経年の心のありようや生の声は、相通じるものがあるように思われる。子を亡くした親や家族の一人一人にそれぞれの悲嘆の形があり、子を失った経験のない他人が遺族を「ケア」することなど、到底無理なことかもしれない。

それでも高木さんは、阪神大震災の被災地での活動を端緒に、「グリーフケア」を日本社会の中に根付かせたいと考えてきた。

2005年4月に乗客106人と運転士が死亡したJR福知山線脱線事故では、JR西日本からの依頼を受けて遺族のケアにあたるとともに、社会の中で悲嘆者に寄り添うことの重要性を伝える公開講座を開催した。

事故の衝撃の大きさゆえか、この講座には定員300人の約2倍もの人が聴講に詰めかけ、主催したJR西日本も驚くほどの反響があったという。そこでJR西日本の寄付金をもとに、高木さんが中心となり2009年に「グリーフケア研究所」を立ち上げ、2010年に研究所ごと上智大学へと移管された。

悲嘆者に寄り添ってきた40年近い経験を振り返り、高木さんはこう語る。

「人様が悲しんでいるときに寄り添うことは、地域社会が機能していた時代の日本では、当たり前で自然のことだったと思います。かつては家族同士や隣近所のお付き合いの中で、悲しみを支え、支えられという自然な関係がありました。悲嘆に寄り添うことは、テクニックやノウハウではないし、ましてや学問で解決することでもない。一人一人が人に寄り添える心を持つということ。単純なことですが、それが大事だと思うんです」

２０１５年からは国土交通省の「公共交通事故被害者支援室」のアドバイザーに任命され、同省職員に対する講義も手掛ける。政府レベルでも、重要な遺族対応として「グリーフケア」が位置付けられている。

「隣人の悲しみに一人一人が寄り添える社会が理想。『心のケア』という考え方が根付いたように、『グリーフケア』も、この社会にしっかりと根付かせたいものです」

第5章

子どもたちの居場所を支えたい

梅雨空のとある日曜日。うみそらに「ペーパープラネット」なる不思議な空間が出現した。

段ボールや和紙などの紙素材からなる、色とりどりの提灯で囲まれた祭りの空間のようでもあり、カラフルな森のようでもある。

「みなさんこんにちは！　ペーパープラネットへようこそ！」

森の妖精ふうのコスチュームをまとった認定ＮＰＯ法人「あっちこっち」の理事長、厚《あつ》地《ち》美《み》香《か》子《こ》さんが、集まった子どもたちに声をかけると、「はーい！」と元気な声がかえってきた。

オーストラリアのメルボルンから、創立45年の歴史を持つ子どものためのアーティスト集団「ポリグロットシアター」のメンバーが来日し、音楽とダンスとクラフトを融合させたワークショップを、うみそらや近隣の小学校で開催したのだった。

「プラネット」の妖精に扮したアーティストにいざなわれ、子どもたちも色とりどりの紙のリボンを頭や腰からひらひらとなびかせて、「森」の中をくるくると駆け回る。誰かが色紙を床に広げて何かを作り始めると、一人また一人と床に座り、自由に手作業を始めた。

水色と薄紫色、レモンイエローの紙をリボン状にして髪飾りにする女の子。目が覚めるようなブルーの紙を使って大きなオタマジャクシをこしらえたのは、白血病から寛解した男の子だ。段ボールと色紙を使ってサメをこしらえ、「ガオー」と言いながら、異国からやってきた大柄な「妖精」たちを追いかける男の子もいた。

「ポリグロットシアター」は東日本大震災の被災地である南三陸町の全小学校を回り、段ボールを使った「理想の町」を子どもたちと共に作り上げるパフォーマンスを続けた実績がある。「あっちこっち」としても被災地支援を続ける中で、厚地さんはかねて「ポリグロットシアター」の活動に注目してきた。

厚地さんは、うみそらの準備段階で田川さんに「ポリグロットシアター」の素晴らしさを伝え、「うみそらのオープニングイベントでやりませんか」と提案していた。コロナ禍が落ち着いたところで来日のスケジュールが組まれたため、うみそらや周辺の小学校などでの公演が実現した。

「うみそらの子どもたちにパフォーマンスをお届けする際、子どもたちが最高に楽しい時間を過ごせるよう、最高のパフォーマンスを心がけています。『ペーパープラネット』も、存分に楽しんで頂けたのではないでしょうか」

「子どもが成長する力って本当にすごい」

厚地さんが２０１１年に立ち上げた「あっちこっち」は、芸術を通じた社会貢献を目指し、地域の学校や病院、介護施設などで様々なパフォーマンスを届けてきた。２０２１年春からは「こどもホスピス芸術学校プロジェクト」をスタートし、利用者からの「絵を習いたい」「ピアノを覚えたい」といった要望にこたえたり、うみそらの地域交流イベントを芸術面でサポートしたりしてきた。

例えばピアニストの青木佑磨さんは、２０２３年５月まで、一人の少女のためにピアノレッスンを続けていた。クリスマスに開かれたグリーフカフェで、我が子を亡くした親たちのために思い出の曲を演奏した、あのピアニストである。

彼女の名はレイちゃん。脊髄小脳症変性症という難病を患い、手足を自由に動かせず、わずかな環境の変化でもストレスとなり、頻繁にけいれん発作が起きてしまう。

レイちゃんの家族から「ピアノを習ってみたい」とうみそらに希望が寄せられ、「芸術学校」の統括責任者を務めていた楢原《ならはら》いちごさんから青木さんにオファーがあった。健康な子どもに対する一般的なレッスンとは異なる部分が多いため、楢原さんはうみそら側からレイちゃんの病気の詳細と、レッスン時に起こりうる注意事項を共有してもらい、それを青木さんに細かく伝えた。

実際、「明日はピアノのレッスンだよ」「今日、青木先生と会えるね」などと家族が伝えたことでレイちゃんの発作が起きたことも、青木さんに伝えられた。

「なので常に『この瞬間に発作が起きるかもしれない』と想定しながら、レイちゃんと向き合うように心がけました」と青木さんは振り返る。

最初のレッスンは2023年1月だった。レイちゃんは当初、持ち前の「人見知り」を発動。ピアノから少し離れた場所から、レイちゃんは動こうとしなかった。だが青木さんは「とても人見知りな子です」と事前に聞いていたため、冷静にレッスンを進めた。

「何も喋らずに、まず少し静かめの曲を弾いて反応を待ちました。『なにか音が聞こえてくるぞ。あそこで弾いてるのは誰だろう』と気になるのをじっと待ちながら、弾いていました」

選曲は「ふるさと」など、誰でも耳にしたことがある童謡だった。これも事前に「家で童謡などを歌っている」という情報をキャッチしていた。するとレイちゃんはすぐ一緒に歌い始め、あっという間にピアノに近寄り、気づくと青木さんの横で、はっきりした歌声で歌い続けた。

「ピアノを弾きながら『本当に人見知りなの？』と、嬉しくなりましたね」

初日ですっかり青木さんにうちとけたレイちゃん。ピアノの練習にも、どんどん夢中になっていった。

音符にあわせて1本ずつ指を鍵盤に置く動作がピアノ演奏には必要だが、難病のレイちゃんにはなかなかハードルが高い。そのため青木さんは「どこでもいいから音を鳴らしてごらん」。するとレイちゃんはそのとき動きやすい方の手から鍵盤に置き、ポーンと音を鳴らし、笑顔を見せる。

「よーし、じゃあ次は白い鍵盤に置いてみようか」

「次は黒い鍵盤に置いてみよう」

「次は好きなところを弾いてごらん」

レイちゃんは青木さんの声に応じて鍵盤に手を置き、音を鳴らしていく。すると両手を鍵盤に置こうと手を伸ばそうとする姿を見せ、少し離れた場所で見守っていた母親を驚かせた。

「これまで見たことがなかったお嬢さんの姿に、お母さまが感極まって泣いておられたのが、とても印象的でした」


そしてレッスン開始から4か月後の5月。レイちゃんが20歳となり、その「お祝い」をうみそらで開くことに。レイちゃんは晴れ着姿でピアノの前に座り、青木さんと一緒に「幸せなら手をたたこう」を弾いた。誕生日が近い兄弟のために、「ハッピーバースデー」も弾いた。メロディーを奏でたのは青木さんだが、レイちゃんも生き生きと自分の音を奏でた。青木さんは言う。

「障がいや病気のあるなしに関係なく、子どもが成長する力って本当にすごいものがあるということを、再認識させて頂きました」

企業の支援

うみそらにやってくる子どもたちを「支えたい」と希望する組織や団体は後を絶たない。

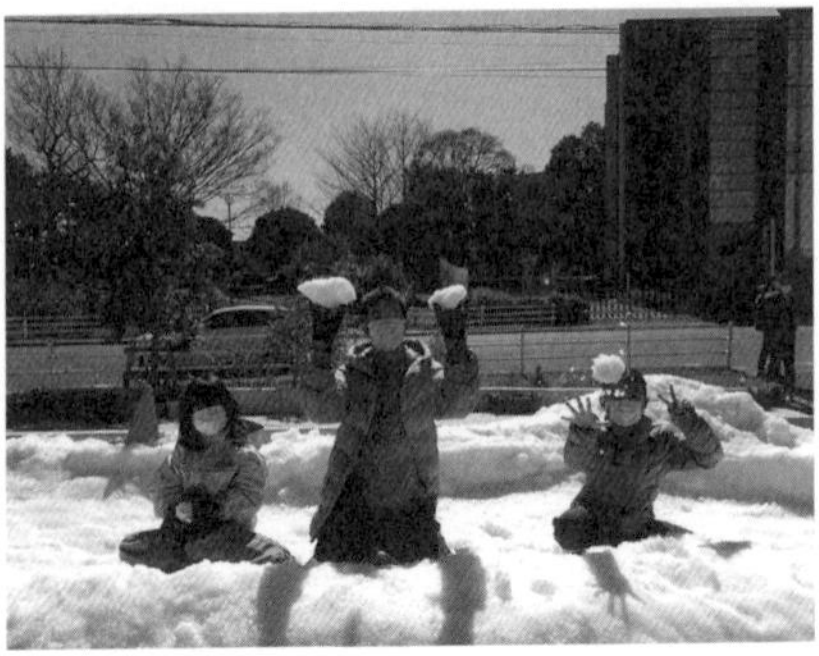

うみそらに届いた雪で遊ぶ子どもたち。初めて雪を触った子も（うみとそらのおうち提供、P131も）

社員研修と称して定期的にうみそらの清掃に来てくれる建設会社や、夏祭りを自ら企画・共催してくれる製薬会社など、業種も支え方も、多種多様だ。

トヨタ自動車の販売会社「ウエインズトヨタ神奈川」もその一つだ。

うみそらに近い金沢店など横浜南部地区エリアの各店舗で、チャリティーコンサートを開催したり、「うみそらＴシャツ」などの物販ブースを設けたり、ＪリーグやプロバスケットボールのＢリーグの試合会場でチャリティーブースを出店したりと、活動の熱量はかなり高い。

自動車販売台数世界一を誇るトヨタ自動車だが、２０２１年から「町いちばん活動」を全社的に展開。２０１７年４月の会社方針説明会において、当時の豊田《とよだ》章男《あきお》社長がこう述べたことが起爆剤となっている。

「『町いちばんの会社』を目指すという考え方がこれまで以上に大切になるのではないか。

『グローバル』や『世界一』ではなく、『町いちばん』。私たちがお世話になっている町で、いちばん信頼され、いちばん愛される会社を目指す。お世話になっている町の人々の笑顔のために仕事をするという考え方です」

ここから各地で様々な取り組みが始まった。

ウエインズトヨタ神奈川では、2023年1月に「ウエインズまちいちファンド」を立ち上げた。新車売上高の一部を積み立て、地域貢献活動に役立てるためのファンドだ。翌月の2月末には、うみそらの利用者が「雪遊び」を楽しめるようにと、このファンドから「雪」をプレゼントした。

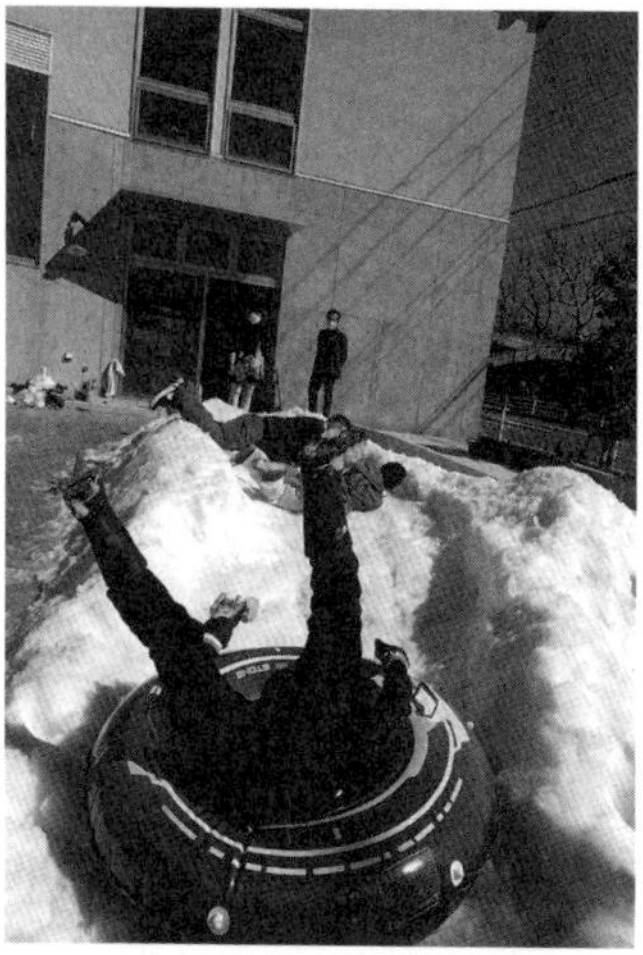

親子で「雪山」に大はしゃぎ。スノーチューブで豪快に滑る子も

新潟県から計約10トンの雪を専門業者のトラックで運び込み、本社の「まちいち本部」のスタッフらが総出で庭に1日限りの「雪山」をこしらえた。

幅約10メートル、高さ約2メートルほどの小さな雪山だが、手作業で「尾根」を平らにならし、スロープ状に整えた。

イベント当日には、遊びのエキスパートであるうみそらスタッフの本多さんが「スノーチューブ」を持参。大型の丈夫な浮き輪状のこのチューブがあれば、親子でチューブに乗り込み雪山のスロープを安全に滑り降りることができるのだった。

トヨタ本社のまちいち本部の担当者は、前日の準備段階から駆け付け、イベントを見守っていた。そもそもなぜ、「雪」だったのだろう。

「うみそらを利用する子どもさんたちに、四季を感じて頂きたいと考えました。どういう形なら実現するかを考え、今回は雪をお届けしました」

生まれて初めての雪

実際、うみそらを訪れる子どもたちの中には、生まれてすぐ闘病生活に入ったため、夏の海にも真冬の雪にも触れずに成長した子も、決して少なくない。

阿部《あべ》匠真《しょうま》くんは、両親と兄と妹、そして祖父母とともに、この雪のイベントにやってきた。正確に言えば、終末期を迎えた匠真くんのために、家族が予約していた利用日と、雪のイベントが重なった。そして1月に4歳になったばかりの匠真くんにとって、それが初めて見る雪だった。

匠真くんは生まれつき心臓の左心室がほとんどない状態の心臓疾患「左心低形成症候群」があり、生後3か月までに、心臓の大手術をたびたび受けた。手術中に心臓が止まるなど危険な状態にも何度か陥ったが、驚異的な回復力を発揮し、生後5か月で退院した。心停止の影響で知能や肢体に障がいは残ったが、匠真くんの生命力は障がいにまさった。母親の智美《ともみ》さんは言う。

「退院した後はどんどん元気になって、問題児ぶりをめちゃくちゃ発揮してくれました。こちらがうっかりしてると、匠真の心臓が悪いことを忘れてしまうぐらい、元気でした」

しかし、「4月から幼稚園生だね」と家族で喜んでいた2022年の初春。左心低形成症候群の患者が心臓機能を安定させるうえでの最終的な手術とされる「フォンタン手術」を受けたことで、状況が一転した。

手術の影響で、もともと逆流していた心臓内の血液の逆流がいっそう激しくなってしまい、逆流を止めるには人工弁を入れる手術を受けるほかなかった。しかし主治医は「成功率は20%です」。そして「生きられるのは、あと数か月から数年」とも告げられた。

匠真くんはそれまで何度も奇跡的な回復力を見せ、医師や家族を驚かせてきたが、両親は手術をしないことを選んだ。智美さんがこう振り返る。

「入院したままこの子を死なせてしまったら、かわいそうだよねって思いましたから。夫婦で話し合って、これからは延命しながら、匠真にやりたいことをやらせてあげようと」

そして主治医から紹介されたのがうみそらだった。

12月、智美さんははじめてうみそらに匠真くんを連れてきた。きょうだいは室内ではしゃぎまわっていたが、匠真くんは体調がすぐれず、体が動かせなかった。しかしそれでも大好きなブランコの上でリラックスしていた。

「主治医から『こどもホスピス』と言われたときは、『え？　ホスピス？』って思いましたけど、実際に行ってみると、看護師さんもいて安心して遊べる素敵なおうちみたいだなって。匠真が行ける場所が一つ増えたねって、夫婦で喜びました」

2月の雪のイベントの10日ほど前、匠真くんは終末期を在宅で過ごすために本退院した。

「退院する前の具合はよくなくて、正直もう無理かなと思いました。でも家に帰ってきたら、ご飯もよく食べるし、きょうだいと一緒にはしゃぎまわって、元気が回復したんです。

これなら色々できると思って、幼稚園に連れて行ったり七五三の写真をきょうだいと撮ったりしました」

うみそらでの雪のイベントでは、智美さんが匠真くんを抱っこした状態で、何度もスノーチューブに乗って雪の上を滑り降りた。しかしイベントから帰宅した夜、匠真くんが発熱。40度以上の高熱が続いたため、救急車で搬送され、そのまま入院することになった。敗血症を発症し、抗生剤の副作用で腎不全も併発してしまった。

だがここでも、匠真くんは驚異的な生命力を発揮した。智美さんが回想する。

「排尿できなくなって体がむくんじゃって、これは人工透析かな、透析やるともう今度こそだめかもしれないね、という話を夫婦でしてました。そしたら透析をやる直前から排尿が回復して、先生も私たちもびっくりで。それでまた『退院したらどこに行こうか』という話もしていて、本人も『おうちに行きたい』とか『おそとに行きたい』とか、意思表示をしてましたね」

雪のイベント当日はあまり表情を変えなかった匠真くんだったが、病床で智美さんがイベントの動画を見せると、ニコニコと笑い、繰り返し見ようとした。やはり人生で初めての雪は、魅力的だったのだろう。

「退院したら、またうみそらとかにも行こうね」

匠真くんに声をかけながら、智美さんは「きっと行ける」と信じていたという。

だが匠真くんは7月16日、旅立っていった。4歳半だった。

「生まれた時からしんどいことが多かったけれど、小さな体で、本当によく頑張りました」

病気に支配されることなく自分らしく生き抜いた匠真くんを、智美さんは誇りに思うという。

高校生たちの活動

「こどもホスピスを募金でご支援、お願いしまーす」

初夏の朝、横須賀市の湘南《しょうなん》学院高等学校では、2年生の女子生徒5人が募金箱をもち、登校してくる生徒たちに向けて、声をあげていた。

「病と闘う子どもたちに、メリーゴーラウンドや花火をプレゼントします。募金にご協力くださーい」

佐藤《さとう》結茉《ゆま》さん、木内《きうち》鈴音《すずね》さん、前田《まえだ》美音《みおん》さん、石原《いしはら》怜香《れいか》さん、眞弓《まゆみ》佳歩《かほ》さん。湘南学院の有志サークル「湘南学院ナイトフラワーズ」のメンバーだ。5人はうみそらの子どもたちに「花火」と「メリーゴーラウンド」をプレゼントするため、春からクラウドファンディングや募金活動を続けてきた。

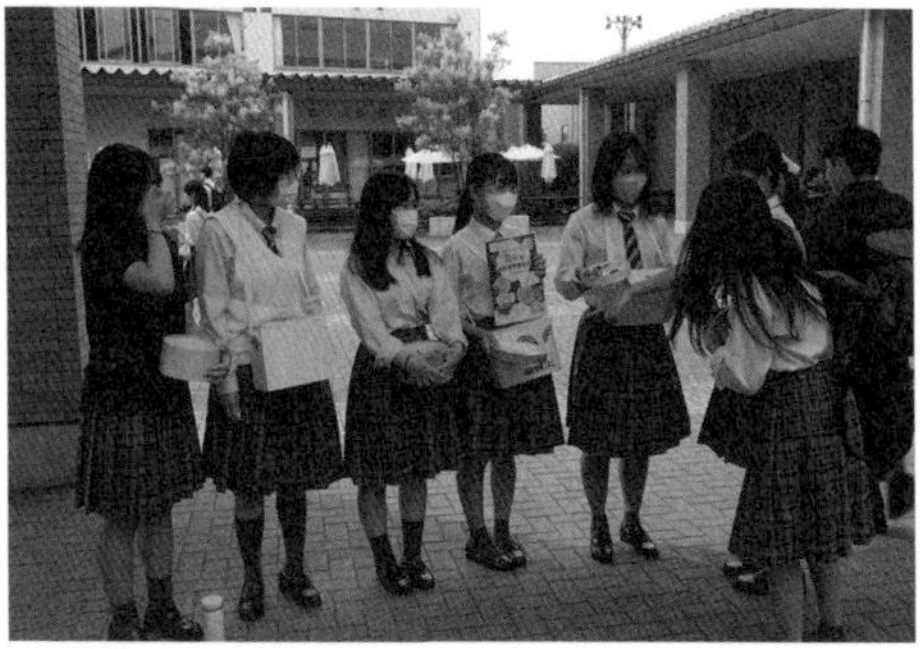

登校時間帯に募金を呼びかける湘南学院ナイトフラワーズ

うみそらを利用する子どもたちに、花火を見せてあげられたら――。

そんな希望を高校生に託したのは、佐藤さんが通う作文教室の主宰者、松﨑《まつざき》雅美《まさみ》さんである。松﨑さんは10年ほど前から、横浜市内で作文教室を開催してきた。

そしてかつてこの教室に、3歳から脳腫瘍の闘病を続けていた榮島《えいしま》四郎《しろう》さんが通っていた。榮島さんは小学3年生の時、アメリカで始まった小児がん患者のためのチャリティーイベント「レモネードスタンド」を自らも実施し、この活動を同じ世代に波及させたことで知られる。

松﨑さんは、榮島さんの家族から入院当時の様子や退院後の苦労話などを聞き、作文教室の子どもたちに「もし小児がんの友達がいたら、どんなことをしてあげたいか」をテーマに作文を書かせてみた。

「やさしくしてあげる」「元気づけてあげる」など、素朴な作文が多かったが、一人の少年が「レモネード遊園地をつくる」というユニークな発想でこたえてくれた。

「これ、おもしろいじゃない！」

ビジュアルが目に浮かぶような素敵なアイデアに感心し、松﨑さんは友人のイラストレーターなどと協力して、この物語を絵本にまとめることにした。

小児がんサバイバーの「しろさん」が迷い込んだ不思議な空間「レモネード遊園地」は、巨大なガラスドームに覆われ、病気の子たちも不自由なく遊ぶことができる。車いすやカプセル状の無菌室に入ったまま楽しめるメリーゴーラウンド「レモンゴーラウンド」や、車いすのまま楽しめる「レモネードプール」があり、夕方には、鮮やかな花火がプロジェクションマッピングでドームいっぱいに映し出される――。

榮島さんの経験談と作文教室の子どもたちのアイデアで構成された絵本『しろさんのレ

モネードやさん』は、2018年に刊行され、幼い子を持つ親世代を中心に、幅広い層に読まれた。

2022年の夏にうみそらにメリーゴーラウンドがやってきたのも、この絵本が原点となっている。絵本の普及に尽力したメンバーの一人が、移動式メリーゴーラウンドの開発を手掛ける「メリーゴーランド研究所」に依頼し、イベントの運営費をクラウドファンディングで集めることで、うみそらに招致した。

絵本の世界観が現実になるという奇想天外な展開に、松崎さんも驚いたという。

「メリーゴーラウンドを初めて見たり乗ったりして、うみそらの子どもたちが全身全霊で喜んでいる様子が手に取るように分かり、感無量でした。特別な体験を一つプレゼントできたなら、とても嬉しい」

そして次は「花火」である。

絵本の世界では、ガラスドームに投影される花火を、園内で過ごす病児たちが、健康な子どもたちとまぜこぜになって笑顔で見上げている。だが現実では、小児がんの子どもの多くは病室の中にいて花火大会にも行けず、四季を感じる機会もないまま時を過ごしている。

松崎さん自身、そんな小児がん患者のリアルを、榮島さんと家族から聞いて初めて知ったという。メリーゴーラウンドイベントの余韻が覚めないうちに、松崎さんは大切なバトンを渡すような思いで、佐藤さんにこう伝えた。

「うみそらに来る子どもたちに、花火も見せてあげたいよね」

その言葉に、佐藤さんは真っ先に、湘南学院の文化祭を思い出した。

湘南学院には、個人的に花火師の資格をとった教員がいる。例年、同校の文化祭ではこの教員が見事な花火を上げ、祭りを大いに盛り上げる。

「うちの先生なら、花火を上げてくれるかもしれません」

そのひとことから話は一気に加速した。湘南学院の教員は佐藤さんの依頼を快諾し、もちろんうみそら側も大歓迎だった。そして先行してうみそらで予定が組まれていた9月のメリーゴーラウンドイベントの日に、「花火も上げよう」となった。

問題は経費だ。そのため佐藤さんはチャリティー活動をするうえで有志のチーム「ナイトフラワーズ」を立ち上げた。だが寄付金を集めるうえで、まず重要なことを理解することが先決だと佐藤さんは考えた。

「こどもホスピス『うみとそらのおうち』とはどんなところなのか」ということである。

「最初は『ホスピス』という言葉のイメージ的に、難しい病気や障がいの子どもたちが入院しながら遊んだり学んだりする、病院のような施設だと思っていたんです」

ちょうどうみそらが1周年を迎え、記念イベントとして写真展を開催していると聞き、佐藤さんは湘南学院ナイトフラワーズのメンバーを連れて見学に行った。実物のうみそらは、想像とはまったく異なる施設だった。

「カラフルで綺麗な建物で、子どもたちが遊べるフロアとか、家族でお泊まりできるお部屋とか家族で入れる大きなお風呂とか、本当に『第二のおうち』という感じなんだなって。大きな窓から川も海も見えて、想像していた雰囲気とは全然違いました」

さらに施設の本質的な姿を知ったのは、利用者に密着取材したNHKの特集番組だった。うみそらでは利用者がいる時は基本的に外部の人間を入れないため、子どもや家族が利用している状態のうみそらの様子を知るのは、利用者とスタッフに限られる。しかし番組では、ある子どもと家族に密着し、難しい病の子どもと家族が実際にうみそらで過ごしている様子を、つぶさに伝えていた。

梶原恵麻ちゃんと、母親の眞澄さん、そして父親の将道さんである。

番組では、うみそらに通う以前の恵麻ちゃんの様子と、うみそらで元気に遊ぶ恵麻ちゃんの姿を紹介し、恵麻ちゃんが旅立つ前日の花火の様子をカメラが記録していた。花火を見つめながら「きれい」と何度もつぶやく恵麻ちゃんの表情も声も、放映された。

佐藤さんは、この番組を録画して何度も見返した。闘病中の恵麻ちゃんのはじけるような笑顔を、胸を締め付けられる思いで見入るばかりだったという。

「難しい病気と闘っている幼い女の子が、うみそらで元気いっぱいに遊んでいる姿に、衝撃を受けたというか……。自分が同じ境遇ならどうだろう、この子のように明るく過ごせるだろうかとか、色々と考えました」

言葉にすることも難しい感情が押し寄せる中で、最も深く心に残ったのが、恵麻ちゃんが花火を見ている時間だったという。

「私は偶然、健康に育って当たり前のように花火を見られたけれど、恵麻ちゃんのように病院で生活する子どもたちが、この世の中にはたくさんいることに気づきました。病気だからとか障がいがあるからといったことと関係なく、健康な子どもたちと変わらない体験や感動を、私もプレゼントしたいって思ったんです」

佐藤さんたちは、自分たちの言葉でこどもホスピスについて説明したチラシを作り、生徒会と教職員の理解と協力を得て、2年生全員に配り、1年と3年の各教室に掲示した。

青春まっただ中の高校生に、自分たちの思いがどこまで届くかは、未知数だ。

それでも、5人は早朝の湘南学院で、募金箱を手に声を上げ続けた。

「一人でも二人でも、私たちの世代がこどもホスピスのような場所の存在に気づき、知ることで、あの子たちの笑顔を支える力につながるんじゃないかと思うんです」

第6章

「こどもホスピスとは何か」をめぐって

「深夜に何かあったら、どうするんですか？　この日は私が泊まります！」

「僕が泊まったっていいじゃないか。ここは病院じゃなくて、第二のおうちなんだから」

これはうみそらのスタッフの間でたびたび交わされた、宿泊利用者の受け入れ態勢をめぐる論争だ。前者は看護師としてキャリアの長い津村さんの主張。後者は、田川さんの主張だ。

うみそらは建築基準法の「寄宿舎」に該当するため、往診医や訪問看護サービスなどを受け入れできる施設の一つに定義される「居宅」には当たらず、うみそらに滞在中に容体が急変した場合は、救急車を呼ぶか、利用者が自宅に戻って往診医を呼ぶほかない。

重い病の子どもと家族が宿泊している間に、容体が急変することは十分想定されるため、医療現場で経験を積んだ津村さんは、「利用者が急変した時は、医療現場での経験がなくては対応できない」との主張を繰り返した。一方の田川さんとしては、うみそらをあえて医療機関と切り離した形で創設した経緯から、「迎える側も自宅のように迎えることがあってしかるべきだ」という強い思いがある。

結局、この攻防では双方が妥協する形で決着を見たそうである。

あいまいな社会的位置づけ

一見、ただの内輪もめに見えるこの議論。うみそらのように「コミュニティー型」と称されるこどもホスピスの定義づけ、さらにいえば社会的位置づけがあいまいなため、運営当事者であっても共通認識が持ちにくいことを物語っている。

そもそも取り組みが始まって間もない日本では、「こどもホスピスとは何か」という概念すら、政府レベルでもあやふやなままなのだ。

いま国内で「こどもホスピス」と呼ばれる施設としては、大阪市東淀川区の淀川キリスト教病院「こどもホスピス病棟」や国立成育医療研究センターの「もみじの家」のような「医療機関併設型」と、大阪市鶴見区の「TSURUMIこどもホスピス」やうみそらのような、医療行為を行わない「コミュニティー型」または「フリースタンディング型」とに大別される。

うみそらも「TSURUMI」も、モデルにしたのはこどもホスピスの始祖と言われるイギリスのヘレン・ダグラス・ハウスだった。

1982年創設のヘレン・ダグラス・ハウスは、看護師や保育士、プレーワーカーらに見守られつつ、子どもたちが難しい病と共生しながら存分に遊び、自身が望むことを可能にする施設だ。地域住民もボランティアや寄付を通じた支援者としてかかわっており、イギリス国内には同様の施設が50以上ある。キリスト教が根付いている当地の「チャリティー文化」に立脚し、各施設を寄付金が支えている。

「寄付文化」がかの地ほど成熟していない日本では、「コミュニティー型」が普及するうえでのハードルは非常に高い。「TSURUMI」の誕生には「ユニクロ」を展開する「ファーストリテイリング」からの寄付があり、うみそらも、田川さんたちの懸命な広報活動が奏功し、大口の遺贈や寄付が集まるという幸運に恵まれた。

「医療機関併設型」であれば、医療サービスに対する補助金や診療報酬が担保されるが、一定の制限がかかるため運営上の自由度は高いとは言えない。一方、うみそらのような「コミュニティー型」は医療機関でも福祉施設でもないため、現段階ではどの法体系にも組み込まれておらず、自由に運営できるものの、収入源を寄付に頼るほかない。どちらも一長一短なのである。

「医療機関併設型」に限っても、こんなデータがある。
厚生労働省が２０１９年に三菱ＵＦＪリサーチ&コンサルティングに委託のうえ実施した「医療型短期入所に関する実態調査」では、地方自治体における医療型短期入所施設が「充足していない」との回答は55%になり、「あまり充足していない」を足すと、約95%に及ぶことが分かった。

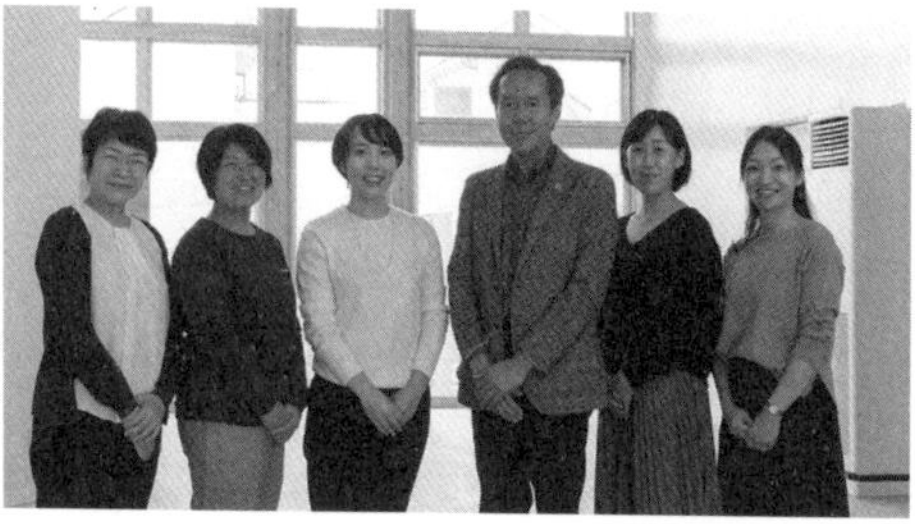
うみそらのスタッフ陣（うみとそらのおうち提供）

ここでいう「医療型短期入所施設」とは、高度な医療ケアを必要とする重度心身障がい者を一時的に引き受け、家族などの介護者に代わってケアするための施設。こどもホスピスの「医療機関併設型」も、基本的にこの分野に含まれる。

こうした現状を前に、「もみじの家」でハウスマネージャーを務めてきた内多《うちだ》勝康《かつやす》さんは、「第2、第3の『もみじの家』の必要性」を積極的に発信し続けてきた。しかし「我々が作りましょう」と挙手する医療機関は、今のところまだ現れていないという。

内多さんはＮＨＫの看板アナウンサーから福祉業界へ、異例の転身を果たして話題になった人物だ。２０１６年の開設当初から注目度の高かった「もみじの家」の運営責任者として、「第2、第3の『もみじの家』」を実現するために、様々な発信を続けてきた。内多さんは言う。

「やはりお金の問題が大きいのだと思います。『もみじの家』も、試行錯誤を重ねてきましたが、どうしても赤字になってしまう。幸い、医療的ケア児支援法ができました。ここからさらなる支援制度が生まれると、手を挙げやすくなるのではないでしょうか」

「もみじの家」の２０２１年度の収支報告書によれば、支出総額は人件費を中心に約2億４８３万円だったのに対し、収入は障害福祉サービス費を中心とした国の制度からの報酬が約1億４２７２万円、世田谷区や東京都など関係自治体からの補助金が３１６６万円、居室の利用料約８５０万円で、運営費全体の11％にあたる２１９５万円の赤字となった。

赤字幅は年々、縮小してはいるが、東京都世田谷区という好立地、そして国立成育医療研究センターが運営母体という好条件にもかかわらず、寄付金がなくては運営できない現状がある。

内多さんは、「もみじの家」を含む医療型短期入所施設をとりまく環境改善に向け、自ら「ソーシャルアクション」と位置付ける活動を続けてきた。

一つ目は、国の報酬制度への働きかけである。

例えば「もみじの家」の場合、利用者に対して「医療ケア」「生活介助」「日中活動」の3種類のサービスを提供する。しかし遊びや学びの時間である「日中活動」は、かつて「1円にもならなかった」というのだ。

そこで2020年5月、希少疾患の分野での研究実績が豊富なNPO法人の協力を得て、「日中活動」の満足度と、事後の「QOL」の変化に関する利用者アンケートを実施した。その結果、施設利用時の「日中活動」によって子どもや家族の自己肯定感などの「QOL」向上につながっている、との結果が示された。

このデータを客観的なエビデンスとして提示のうえで厚生労働省に交渉した結果、報酬ゼロで続けてきた「日中活動」に、新たな加算による報酬がつくようになった。

「決して大金ではありませんが、大きな前進だと思います。いろいろ技を出しつつ何度も失敗しながら、問題意識を形にするノウハウが身についてきた感覚は、ありますね」

だがそれでも、「もみじの家」に続く施設が生まれていない背景には、医療者たちの意識も大きいと、内多さんは考えている。

「短期入所サービスの提供によって在宅生活を送る患者たちのQOLを支えることに、医療機関が『積極的である』とはいいがたいのが現状です。日本では、まだその文化が成熟していないということかと」

そこで全国の医療的ケア児の家族に対し、各地で「家族会」を立ち上げるよう呼びかけた。これが内多さんが起こした二つ目の「ソーシャルアクション」だ。

「新たな制度やサービスが必要とされる時、もっとも説得力を持つのは、当事者や家族の声なんです。それはもう、この仕事を通じて痛感してきましたから」

実際、医療的ケア児の「東京都医療的ケア児者親の会」から要望を受けた結果、東京都教育委員会は2019年、都の特別支援学校のガイドラインを改訂し、これまで保護者に任せきりだった医療的ケア児の人工呼吸器の管理について、原則として学校看護師による「医療的ケア」として引き受ける運用へと変更した。

当事者たちが束ねた声の「突破力」を目の当たりにした内多さんは、各地に「もみじの家」のような医療型短期入所施設を増やすためには、自治体ごとに「家族会」を作り、切実な声を行政に届けることが重要で効果的だと考えたという。

そこで自身の人脈を通じて全国の医療的ケア児の家族に呼び掛け、半年ほどで全都道府県に「家族の会」が誕生した。そのうえで、各家族会と支援者をつなぐネットワーク組織

「全国医療的ケアライン」も立ち上げ、医療的ケア児支援法の施行1年となった2022年9月には東京国際フォーラムを会場に「全国フォーラム」も開かれた。

当事者のネットワークは急速に広がり、2023年11月の第2回全国フォーラムでは、「ケアライン」の参加者が1年の間に約1000人増え、計約3600人となったことが報告された。そして「ケアライン」を通じて始まった「部会」ごとに、各地の短期入所施設の課題や医療的ケア児の通学や進学を巡る問題など、当事者の視点で交わされてきた議論の内容を共有した。

そして内多さんが思わず「歴史的瞬間ですね」と感嘆の声を上げたのが、医療的ケア児である高校生二人が、自民党の野田聖子衆院議員や公明党の山本博司参院議員、文部科学省やこども家庭庁の幹部と同じ壇上に上がり、自らが感じる社会的課題や将来への不安について発表したことだった。

大阪府立高校に通う森本琉久《もりもとりく》さんは、医療的ケア児が学齢期を終えて地域で生きていくことへの不安を。愛知県の特別支援学校高等部に通う関歌子《せきうたこ》さんは、「親が一緒でなくても大好きなディズニーランドへ行くことができる社会」への期待を。それぞれ意思伝達装置を介して、自分の言葉を音声化して発表した。

内多さんはこう語る。

「一人一人が自分の場所から声を上げることも、とても重要なことです。一方で当事者たちの声が『束』になれば、政治や行政がその声を当事者の『総意』ととらえ、向き合いやすくなる。短期入所施設に限らず、医療的ケア児に必要な支援やサービスについて各地でどんどん声を上げて頂き、束ねて頂きたい。そのことが政治や社会を動かし、課題解決に向けたアクションになるはずです」

「ここにおいで」と伝えたい

一方の「コミュニティー型」のトップランナーにも、苦悩や葛藤はある。

こどもホスピスをどのようにして社会に根付かせたらいいのか——。大阪の「TSURUMIこどもホスピス」では、創設8年目の今でも、そんな根源的な問いと向き合い続けている。

「TSURUMI」では2016年の開業から、利用条件を居住地か治療する医療施設が関西にあるLTCの子どもたちに限定していた。しかし2022年度から、定員と利用条件の「関西枠」を撤廃し、より幅広く子どもたちを受け入れ始めた。現在、のべ約100組の家族が利用している。

「TSURUMI」創設メンバーの小児科医、原《はら》純一《じゅんいち》さんはしかし、こどもホスピスの「すその」が広がっていかないことに、もどかしさを感じているという。

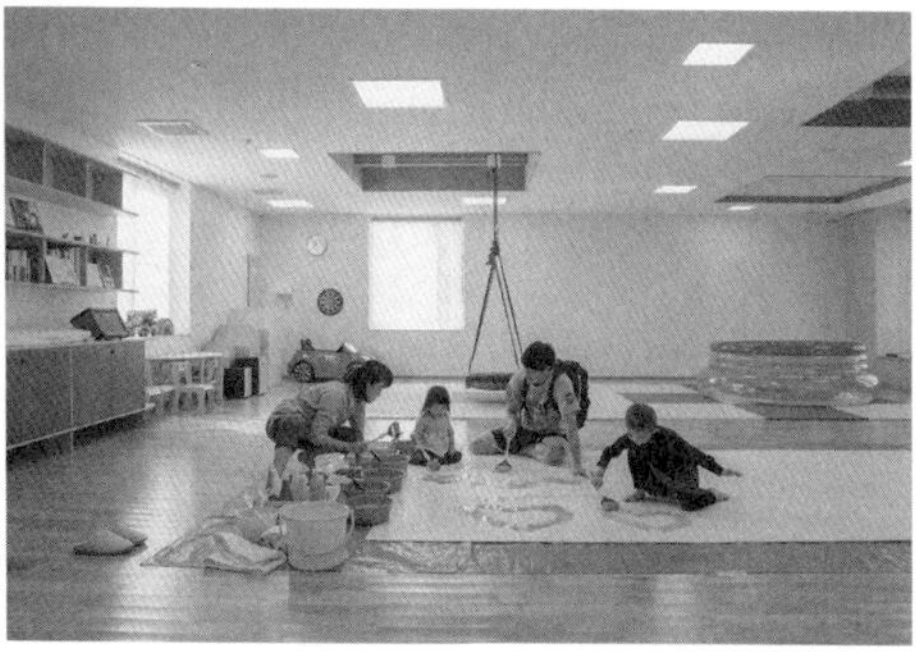

「TSURUMI」の内観。ブランコや空間の使い方など、うみそらが参考にした

「誤解を恐れずに言ってしまえば、うちの施設を利用してくれる方々は、ある一定の経済力があり、施設の概要を理解したうえで、我が子のために使いたいと思って頂ける『情報リテラシー』を持つ方々が圧倒的です。しかしどんな親のもとに生まれた子どもでも、等しく病気になる。僕たちの存在や情報が届いていない層の子どもたちにも、『ここにおいでよ』と伝えたい」

医療機関併設型であれば、入院や通院時に、主治医の案内や院内告知で親がこどもホスピスの存在を知り、施設利用につながる可能性はある。しかし「コミュニティー型」のこどもホスピスに関する情報は、まだまだ社会に行き届いておらず、入手ルートが限られている。こどもホスピスに対して理解のある主治医や病院関係者から知らされるか、患者会など当事者同士のつながりで情報を得るパターンが多い。

そもそも「こどもホスピス」の概念すら定まっていない段階のため、我が子にその施設が必要か否かを考える以前に、「こどもホスピスとは何か」というところから情報を読み解き、コンセプトを理解し、自らのニーズと照らし合わせて判断する必要がある。

さらにもし親が施設を「使いたい」と考えても、「TSURUMI」のある鶴見緑地は、電車なら大阪駅や梅田駅などターミナル駅から最短でも30分ほどかかるため、車を使わずに病気や障がいのある子どもを連れての移動は、容易とは言えない。

「生活困難家庭の子どもでも小児がんになるし、脳性麻痺にもなる。ところがこの社会には、難しい病に侵されている我が子の扱いにほとんど関心のない親も、残念ながらたくさんいるわけです。我が子が余命わずかという局面に、病院とのつながりを断ってしまう親だっている。病気が子どもたちの家庭事情を汲んでくれない以上、僕たちは子どもたちに平等でありたい」

大阪市立総合医療センターなどで半世紀近く臨床現場に立ち続けた原さんは、様々な階層の家庭に生まれた子どもたちの治療にあたってきた。中には児童養護施設から治療に来た小児がんの子や、生まれて間もなく白血病が分かり、乳児院から搬送されてきた子もいた。

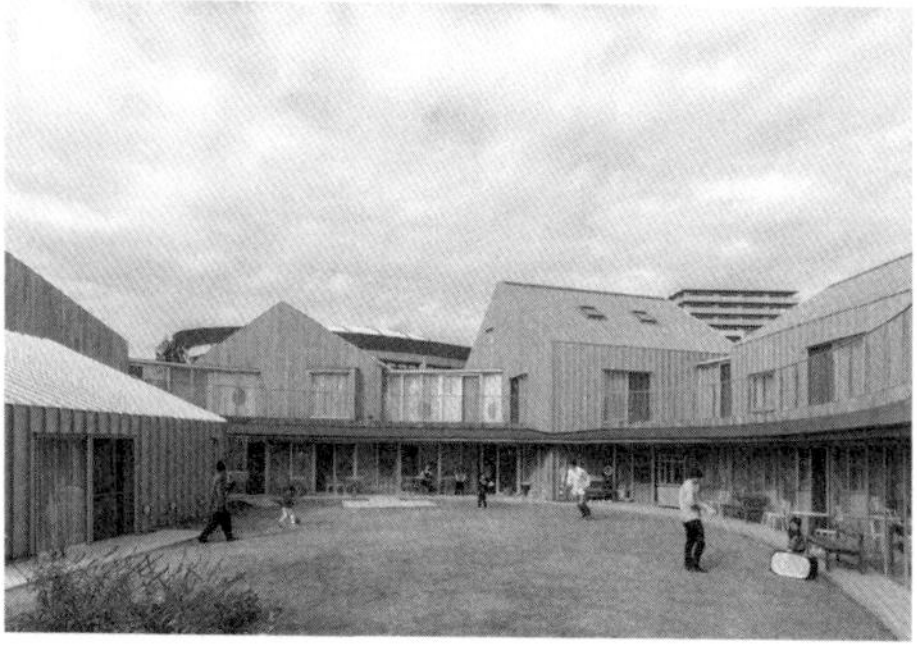
「TSURUMI」の外観。芝生の広場を囲むように施設が立つ(「TSURUMI」提供、P155、P161も)

生まれながらに不遇な環境下にある子どもたちにも、病は容赦なく襲いかかるのだ。

「ただでさえ恵まれない環境で生きてきたのに、命を脅かす重い病気になってそのまま死んでいくなんて、不憫でならない。あっちから来ないんやったら、こちらから声をかければいいやんかと思いましてね」

そんな原さんの思いから、「TSURUMI」ではひとつの挑戦を始めた。

利用者からの申し込みを待つだけではなく、施設側が「コンタクトをとろう」と判断した子どもと家族に、「まず利用してみませんか」と声をかける取り組みだ。

実際、がんの終末期にある生活困難家庭の少年にコンタクトをとり、施設利用につなげることができたという。その子どもの幼少期から治療にあたってきた病院側が、育児に対する親の関心が薄く、「ネグレクト（育児放棄）」の状態だと認識していたことから、主治医から「ＴＳＵＲＵＭＩ」の情報を伝えた。すると少年が関心を示したため、主治医が連れてきてくれたという。原さんは言う。

「彼に残された時間はわずかというのに、親がほとんど寄り付かない家の一室だけが彼の世界なんです。家の外にも世界は広がっているし、『あなたを大事に思う大人はこの社会にちゃんといる』ということを、どうしても知ってほしくてね」

少年は「ＴＳＵＲＵＭＩ」の一室で大好きなゲームに没頭し、短時間だったがスタッフと談笑して帰った。

しかし施設を訪れたのはその一回だけだった。メールやＬＩＮＥなどでの少年や家族とのコミュニケーションも続かず、「再訪」の兆しは見えないまま、時間が過ぎていく。

この一件で、「ＴＳＵＲＵＭＩ」の広報担当で看護師の西出《にしで》由実《ゆみ》さんは、「大きなチャレンジだったけれど、自分たちの力不足を痛感した」と語る。

「一度は来てくれたけれど、それでつながりが途絶えてしまったので、何かを始められたという手ごたえは得られていません。社会的に孤立した子どもたちがここに来てくれたからといって、彼らの人生の根本的な問題を解決できるわけではない、ということを思い知りました」

余命わずかという子どもに、施設の側からつながろうとする取り組みは、まだ試行段階にあるが、恵まれない環境のまま死にゆく子どもたちを医療現場で目撃してきた原さんの決意は、揺るぐことがない。小児科のある近畿一円の病院と連携する作業を進めているという。

「大切なことは病院側と僕らがしっかり連携し、階層とは関係なく平等に、子どもたちのトータルケアを完成させることだと思っています」

ある「原風景」

子どもたちに平等でありたいという精神は、「ＴＳＵＲＵＭＩ」の中で、別の形で実を結び始めてもいる。がんサバイバーなど命を脅かす病気と向き合う、あるいは向き合った経験のある中高校生のための「場づくり」が進んでいるのだ。

うみそらにも通じることだが、ブランコやおもちゃなど、幼児の遊びに特化した空間を無条件で喜べるのは、小学生の高学年までだ。「がん闘病中の中高生のみんな、遊びにおいで」と呼び掛けても、ハードルは高い。

そこで2022年の年末、「TSURUMI」2階の7部屋を改装し、「Teen Clubhouse(ティーンクラブハウス)」と名付け、SNSなどで情報を発信している。友達とカラオケが楽しめる部屋「カラオケクラブ」、最新鋭のゲーム機を存分に楽しめる「ゲームクラブ」、工作やアートに没頭できる「クラフトクラブ」などである。

各部屋を「クラブ」と名付けたのは、仲間と集える場であることをイメージさせるため。中高生が少しでも「行ってみたい」と思える仕掛けを、様々に工夫している。

「ティーンクラブハウス」の完成から半年後。「TSURUMI」に沖縄県や長野県、千葉県など各地でこどもホスピス開設を目指す団体が集まり、新たな設備を見学した。うみそらも、田川さんや津村さんら複数のスタッフがお披露目の場に参加した。

「コミュニティー型」のこどもホスピスの草分けである「TSURUMI」の取り組みは、後続の組織や団体にとって重要な「参考書」となっている。田川さんが言う。

「うみそらでも中高生や大学生のがんサバイバーなどへのアプローチを、いずれ考える必要があると思います。我々にあれほどの施設は無理ですが、参考になりました」

各地で講演に呼ばれるたびに、原さんが繰り返し語る「原体験」がある。「原風景」と表現したほうがいいかもしれない。

原さんが「ＴＳＵＲＵＭＩ」の運営と兼務で勤務していた大阪市立総合医療センターに、2歳の神経芽腫の男児が入院していた。だが治療が厳しくなり、原さんは男児の両親に「残り短い期間でどれだけのことを経験させてあげられるかが、ご両親の仕事です」と伝え、一つの選択肢として「ＴＳＵＲＵＭＩ」の存在を教えた。

両親は一時期は落ち込んだようだったが、何とか気を取り直し、「ＴＳＵＲＵＭＩ」に我が子を連れてくる気持ちになってくれた。

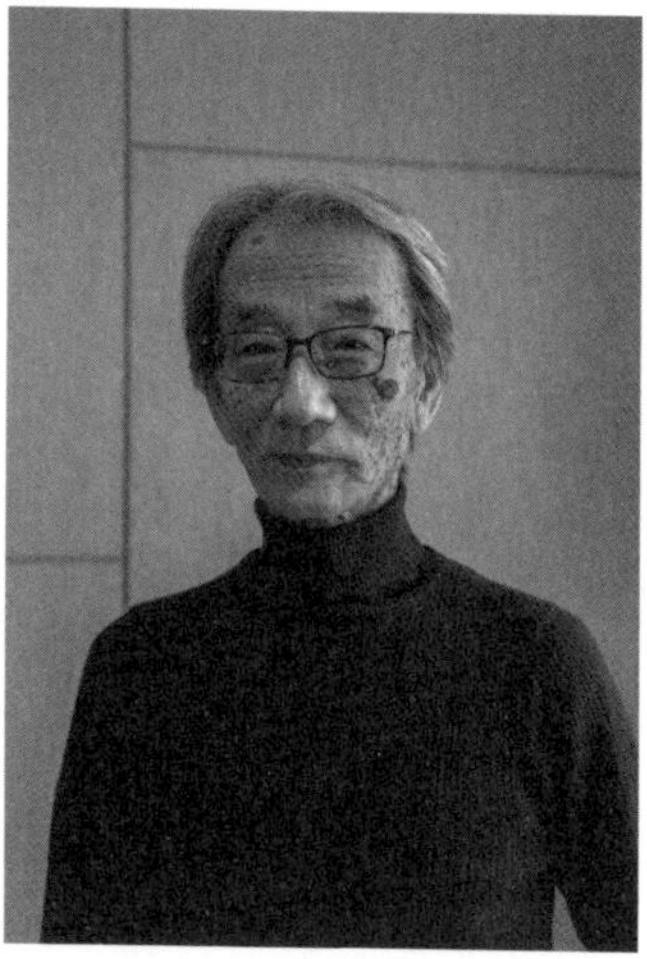
原純一さん。「ごまかさず、子どもの声を徹底的に聞く」が身上だ

ある朝、母親から「息子が医療センターで『助からない』と言われた。今日、そちらに連れていきたい」と「ＴＳＵＲＵＭＩ」に連絡があった。しかしあいにくその日は午後から大規模な医療者向け説明会が予定されていたため、スタッフは「申し訳ありません。今日は対応が難しいので、日を改めてほしい」。しかし電話を切った後で、「医師から息子は助からないと言われた」という母親の言葉の意味を反芻し、考えた。

「その子は今日なら来られるけれど、明日は来られないのかもしれない」

急ぎスタッフ間で話し合い、午後の態勢を再調整のうえ、母親に折り返し連絡をした。

「先ほどはお断りして失礼しました。今日ぜひお越しください」

すると両親は大きな重箱に詰め込んだたっぷりのお弁当を持参し、芝生エリアに敷物を広げ、ピクニックを始めた。母親が広げた重箱の中身を見て、原さんも苦笑したという。

「ぼく思わず、お母さんに『それぜんぶ、誰が食べんねん』って突っ込みましたもん。本当にたくさん、お母さんの手作りのおかずが、ぎっしり詰まっててね」

それは明らかに2歳の男の子が食べきれる量ではなかったが、母親が、施設から「利用可能」の連絡を受けてからはりきって、そして息子のために心を込めて作ったものだった。

両親とも嬉しそうにお弁当を広げ、男児も生まれて初めてのピクニックに、ニコニコと笑顔を見せていた。原さんが見る、その子の初めての笑顔だった。

「病院では一度もそんな笑顔を見せたことがなかった。ほんまに治療が苦痛やったんでしょうね。でもあの日、『TSURUMI』で僕に向かって笑顔で手まで振ってくれました。子どもはもう数口しか食べられない状態でしたけど、病院にずっといてたら、あの子は笑顔を見せずに亡くなっただろうと思います。本人も笑えた幸せがあるし、その笑顔を見た両親や周囲に大きな幸せを残してくれた。あの日は本当に素晴らしかった」

男児はほどなくしてこの世を去っていったが、原さんは、あの時の光景を胸に深く刻んでいる。あの日の光景こそが、難しい病気や障がいのために長くは生きられない子どものために開かれた「居場所」としての、存在意義そのものといえるだろう。原さんは言う。

「僕には小児科医としての反省が山ほどあります。特に医療現場では、子どもたちの声の10倍かそれ以上、親の声ばかり聴いてきました。だから『TSURUMIこどもホスピス』では、まず子どもたちの声をしっかり聴こう、と言い続けている。もしその子の人生が結果的に短いとしても、命ある限り一つでも多く望みをかなえてあげること。それが僕たちの役割です」

こども家庭庁が「横串」に

そして2023年春、各地でこどもホスピスプロジェクトに取り組む団体に、ようやく「追い風」が吹き始めた。新設されたこども家庭庁内に「こどもホスピス専門官」が配置され、国内のこどもホスピスの状況調査が進んでいるのだ。

これに先立ち、2022年秋には、各地でのこどもホスピスの設立を後押しする与党の議員連盟が発足した。「こどもホスピスとは何か」という概念すらうまく定まらない中で、議論の場が国会へと広がることは大きな前進といえる。

この動きに合わせ、こどもホスピス運営者やプロジェクトの主催者らも「全国こどもホスピス支援協議会」を立ち上げた。運営形態に応じた財政支援と、こどもホスピスに対する全国各地のニーズなどの実態調査を求め、こどもホスピス普及に向けた行政の横断的な連携を「第4期がん対策推進基本計画」に盛り込むよう求めた。

こども家庭庁内でこどもホスピスに関する窓口となった成育環境課の山口正行《やまぐちまさゆき》課長は、

こどもホスピスに関する課題の解決に取り組むことは、「こども家庭庁らしい取り組みになるだろう」と語る。

「これまでは小児がんなどの子どもたちを担当する課がどの省庁にもなく、縦割り行政の中でうまく支援ができませんでした。例えば難病の子どもは難病対策課だけれど、難病じゃない子はどうするのか。障がいがある子なら障害福祉課で対応できるが、病気はある一方で障がいのない子もいる。などといった具合に、縦割りの制度のすき間にこぼれ落ちてきた子どもたちが確かにいて、このこども家庭庁ができ、制度の壁をなくして横断的に見ていく窓口ができた。横串を通していくことがこども家庭庁の理念。こどもホスピスを我々が所管することは、こども家庭庁らしい取り組みの一つになるでしょう」

医療や福祉、保育や教育、寄宿舎やカウンセリング業務など、多様なサポートが融合した先にこどもホスピスがある。各省庁の「横串」となるこども家庭庁にとっても、こどもホスピスの支援や普及は容易な作業ではない。

だが忘れてならないのは、明日をも危ぶまれる病や障がいの子どもたちの多くが、今なお病院と自宅以外の「居場所」をこの社会の中に持たず、家族と共に笑顔を失いかけていることだ。

各地の関係者でつくる「全国こどもホスピス支援協議会」などがまとめたコンセプトペーパー「日本のこどもホスピス」に掲載された利用者の声の一部を、ここで紹介しておく。

「ここにたどり着かなければ家族でいることすら叶わなかったかもしれない。最期は寂しい場所ではなく家族一緒で、バラバラではなく」

「誰にも頼ったらいけないと思っていた。どうしよう、どうしよう、それればかり考えていました」

「親子三人で初めて川の字になって寝て、幸せだった」

第7章

広がり、連環しあうプロジェクトたち

長野県や愛知県、宮城県や沖縄県など、全国各地でこどもホスピスの開設を目指すプロジェクトが稼働している。小児がんなどで我が子を亡くした親たちが「うちの地域にこどもホスピスがあったなら」という思いで活動を推進するケースや、医療の現場で疑問を感じた医師や看護師などが中心となるケースなど、組織の出で立ちは様々だ。

そして「フリースタンディング型」の全国2例目として誕生したうみそらには、プロジェクトの関係者や自治体職員が、続々と見学に訪れている。

子どもの悲しみに寄り添う

「愛知こどもホスピスプロジェクト」代表の畑中《はたなか》めぐみさんも2023年春、田川さんやうみそらのスタッフへの相談をかねて、視察に訪れた。愛知のプロジェクトは医療関係者が中心となって2022年10月に準備委員会として活動が始まり、半年後にはNPO法人となった。うみそらを訪ねたのは、プロジェクトのメンバーたちにリアルなこどもホスピスを体感してもらうことが主眼だった。

うみそらの1階や2階、あるいは庭先で利用者がどんなふうに過ごしてきたかをスタッフから聞きながら、施設のすみずみまで見学した。そして「どの壁も色彩が温かいね」「大きいお風呂は必要だね」などと、愛知で目指すこどもホスピスのイメージを膨らませたという。「看護師や保育士、そして遺族と、様々な立場の関係者同士がつながることができ、勇気をもらえた。非常に有意義な時間でした」

実は活動をスタートさせた直後、畑中さんたちの活動を知ったある実業家から、「一緒にこどもホスピスを作りましょう」というオファーが寄せられていた。この実業家は愛知県出身。かねてうみそらや「TSURUMI」の取り組みに注目してきたといい、豊富な資金を元手に「あとは施設を建てて始めるだけ」という内容でオファーしてきた。うみそらのような「フリースタンディング型」を目指す以上は、施設の建設費からスタッフの人件費を含む運営費まで、寄付金で賄っていかなくてはならない。畑中さんはひとまず「これで実現できる」と喜んだという。

だが結果的に、畑中さんたちはこの実業家と一緒にこどもホスピス設立を行うことはなかった。なぜなのか。

「先方は、企業組織の一部としてホスピスを運営する予定でした。プロジェクトのメンバーも初めは企業の社員として採用される前提でした」

端的に言えば、実業家はプロジェクトを人材ごと買収するイメージだったようだ。

畑中さんは言う。

「土地も資金も心配しなくていい、という条件はとても魅力的で、ありがたいオファーでした。でも私たちはこのプロジェクトを地域の中から立ち上げました。そしてうみそらさんやTSURUMIさんのように、地域に根差し、地域に開かれたこどもホスピスを目指しています。企業主導型の運営を目指されていた実業家の方とは方向性が違う以上、一緒に進めないと判断しました。本当に、断腸の思いでしたが……」

畑中さんがプロジェクトを推進するうえで地域性を重んじるのは、自身の体験に根差した確信があるからだ。

幼いころは腎臓の疾患のため入院生活が続き、「病気になって嫌なことばっかり」と思っていた少女だった。看護師を目指し始めた高校生のころ、テレビでアメリカにある「ギブ・キッズ・ザ・ワールド」のドキュメンタリー番組を見て、「こんな施設があるなんて」と衝撃を受けた。成長して看護師となり、夏休みを使ってギブ・キッズ・ザ・ワールドでボランティアを体験。憧れが確信に変わった。

「こういう施設を日本に作らなくては」

ギブ・キッズ・ザ・ワールド。少年期にナチスの強制収容所を体験したフロリダのホテル王、ヘンリー・ランドワース氏が、ユニバーサルスタジオとディズニーワールドの近くに創設した、難病の子どもたちとその家族のためのもう一つの「夢の国」だ。対象となる子どもと家族は世界中から無償で招待され、遊園地は無料、しかも並ぶこともなく優先的に楽しむことができるなど、夢のような1週間を過ごしていく。施設は数万人のボランティアに支えられ、家族の旅費や滞在費、食費、遊興費に至るまでのすべてが寄付金で賄われている。

畑中さんがボランティアとして滞在した期間も、毎週、クリスマスパーティーが開催されていた。次のクリスマスを迎えられるか分からない子どもたちに向けた、施設からの「ギフト」である。そしてそのイベントをたくさんのスタッフとボランティアとが支えていた。その現場を体感し、当時の畑中さんはこう思ったという。

「子どもの頃の私にこんな場所があれば、『病気の自分にもこんなに楽しいことがある。だから大丈夫』と思えたはず」。言い換えれば、看護師として小児がん病棟で向き合う子どもたちにとって必要な場所でもあった。

そしてもう一つ、心に根差す「原点」があるという。

畑中さんは看護師として20年間、小児がん患者と向き合ってきたが、そのキャリアの序盤、大阪府立母子保健総合医療センターでのことだった。

難病の再生不良性貧血で入院していた高校2年生の少年がいた。当初は症状も軽く、元気に通学して部活に打ち込みながら輸血のため通院する程度だったが、大学受験の前に造血幹細胞移植を薦められ、骨髄移植を受けるも、移植後に合併症が重症化してしまった。

終末期となり、病室で「家に帰りたい」と言い続ける少年に、畑中さんは「家に帰れたら何をしたいの?」と聞いてみた。少年はこう即答した。

「クーラーがきいた自分の部屋で、アイスコーヒーが飲みたい」

と言った。畑中さんはせめてその一部でも叶えてあげようと、仲間の看護師たちと病室で一緒にアイスコーヒーを飲もうと企画した。

「彼の意識がもうろうとする中で、みんなでアイスコーヒーを飲もうと準備して。でも彼は『僕が望んだものはこんなんじゃない。僕は自分の家で、自分の部屋で、いつものアイスコーヒーを飲みたかったんだ』と、悔しそうでした。もう残された時間はわずかだったというのに、それだけのことも叶えてあげられなかった。それが本当に申し訳なくて」

少年はそのまま自宅に戻ることなく、病院で息を引き取ったという。

病を治療することが最大かつ唯一の目標である病院では、「自宅に帰ってアイスコーヒーを飲む」という、少年のささやかな希望ですら聞き遂げることは難しかったのだ。

「命が危ないという時まで、子どもがやりたいことをやらせてあげられないことに、これでいいのかなと思いました。治療を頑張りながらやりたいこともやれる方が、厳しい状態にある子ども自身のためになるし、亡くなった後の家族のためにもなる。でも病院の中でそれを実現するのは、難しいことでした」

この少年のように、子どもが亡くなる場面に何度も立ち会った経験から、畑中さんが目指すこどもホスピスでは、「子どもたちのグリーフケア」にも取り組みたいと考える。

長く入院している子どもたちは、突如として隣のベッドの友達がいなくなったり、部屋が「空っぽ」になっていたりという光景に、否応なく接する。だが大人たち、とくに医療関係者は「死」についての説明を避ける傾向がある。

畑中さんが働いた現場でも、病棟内で患者が亡くなったことを子どもに話すことは「ご法度」だった。

「これも20年前のことですが、夜中に亡くなった男の子がいたんです。子どもたちも『あの部屋はやばい』と感じている個室があって、ある日の夜中、その個室で男の子が亡くなり、病棟中がバタバタしていました。次の日の朝、男の子と仲良しだった子から、『何があったの？』と聞かれて、『何もなかったよ』と答えました。そしてその子もしばらくして亡くなりました。あの時、仲間の死を『なかったことにされた』と思ったかもしれない。『自分が死んでも、なかったことにされるのかな』と考えたかもしれない。そう思うとつらかった」

子どもたちが抱える死への不安や仲間を失った悲しみに、親が向き合うことはつらすぎる。代わりを引き受け、支えることも、こどもホスピスの役割だと考えているという。

「間借り方式」という選択肢

愛知のプロジェクトが今後の「実現可能性」を高めるうえで、注目するのが、２０２２年秋から北海道こどもホスピスプロジェクトが始めた「間借り方式」だ。

北海道のプロジェクトでは、大阪の「ＴＳＵＲＵＭＩ」や横浜のように固有の建物を建てず、民間のマンションの3LDKの部屋を無償で借りうけ、このスペースでこどもホスピス「くまさんのおうち」を開所した。

この手法なら、土地の取得費用や施設の建設費に高額の資金を集めなくても、こどもホスピス利用者の居場所やイベントスペースを確保できる。

「建物を建てることにこだわると、実際に建つまでの間に支援者が離れ、社会の関心も薄れてしまいます。まず重要なのは、当事者である子どもとそのご家族に寄り添える人材がどれだけ集まり、ニーズに応じた活動を続けていけるか。優先順位を誤ると、存在意義が失われてしまう」

幸いなことに愛知のプロジェクトには、名古屋大学医学部附属病院で「チャイルド・ライフ・スペシャリスト」として活動する佐々木美和《ささきみわ》さんや、きょうだい児の研究をしている名古屋大学の教員の新家一輝《にいのみかずてる》さん、同病院の医師で中高生向けに「いのちの授業」を開催している上田一仁《うえだかずと》さんなど、多彩な人材が名を連ねている。

「人材は集まりつつあるので、まず仮の施設で子どもたちの居場所を立ち上げたい」

「間借り方式」を導入した北海道こどもホスピスプロジェクトは、長らく「場」を持たずに活動していた。背景には運営費の問題があるが、前代表で相談役の佐藤貴虎《さとうたかとら》さんの、こどもホスピスの「源流」であるイギリスでの経験も、大きな理由だった。

佐藤さんは1990年代、幼児教育研究のためにイギリスに留学し、現地のこどもホスピス「フランシス・ハウス」でボランティアとして働き、知見を深めてきた。帰国後は北海道滝川市にあるLTCの子どもとその家族のためのキャンプ施設「そらぷちキッズキャンプ」にボランティアとしてかかわり、大阪の「TSURUMIこどもホスピス」の構想プロジェクトチームとして、0歳から6歳までのプログラムづくりなどにかかわった。

「TSURUMI」がスタートラインに立った2015年、任意団体「北海道こどもホスピスをつくる会」を立ち上げ、2年後に団体を法人化。だが大企業からの融資がまず前提にあった「TSURUMI」と比べると、北海道で「建物ありき」のプロジェクトはほぼ不可能に思われた。そのためまずは「出張型」の活動による当事者のニーズ掘削と、道内各地で活動できる人材の育成に力を注ぐことにしたのだった。

病気の子どもたちのための夏祭りやクリスマスなどの季節のイベント、バーベキュー大会やお誕生日会。いずれもその都度、使える会場を探して自前の「コンテンツ」を持ち込んだ。旭山《あさひやま》動物園の協力のもと、LTCの子どもたちが安全に楽しめる特別な園内ツアーも恒例となった。

コロナ禍の2020年からは、夏と冬に支笏湖《しこつこ》でのキャンプも始めた。電動車いすに乗る障がい者や小児がん患者、そしてがんサバイバーなど様々な子どもたちが集まり、カヌーや水遊びも体験。近くの温泉で家族がくつろぐための時間も設け、「久々にくつろげた」という喜びの声も寄せられた。

豊富な活動量と利用者の満足度の高さから、北海道のプロジェクトは建物を持たなくても持続可能と思われた。だがやはり「場所は必要」と感じる出来事も起きたという。

「恒常的に使える場所を持たないことで、子どもの願いを叶えてあげられなかったことが2度ほどありました。例えば終末期の子どもが『友達みんなで焼き肉をして食卓を囲みたい』と願ったとき、病院の中ではできないし、レンタルスペースでも難しいこともある。でもすぐ対応できる場所があれば、叶えられることの幅がぐっと広がると気づかされました」

余命わずかな子どもの願いを叶えられなかった悔しさから、佐藤さんは知り合いの新聞記者に連絡を取り、「こどもホスピスの仮の施設として、マンションを無償か安く貸してくださる方を募集します」という告知記事を書いてもらった。すると複数の申し出があり、実際に部屋を借り受けることになった。

それが「くまさんのおうち」である。

「場」が確保できたことで、うみそらとの連携プレーも実現した。「夏休みに北海道旅行に行きたい」と希望していたうみそらの利用者家族が、「くまさんのおうち」を宿泊利用したのだ。

夏の北海道、とくに札幌市内は国内外からの旅行者に加え、学生スポーツ大会などの大型イベントが相次ぎ、宿泊施設が不足しがちだ。そこでうみそらの利用者家族は「くまさんのおうち」に宿泊。そしてかねて佐藤さんたちが旭山動物園の協力で続けてきた飼育員による解説付きの「特別ツアー」にも参加した。

佐藤さんは、この連携プレーが「意義深い一歩だった」と喜びを語る。

「わずか1泊でしたが、『旅行はしたいけれどホテルだと少し不安。でも病院には泊まれないし』と躊躇するご家族にとって、新しい選択肢になったと思う。各地のプロジェクトで連携していけば、『点』ではなく『面』で子どもたちのチャレンジを後押しできる」

そして愛知の畑中さんが北海道の方法に注目したように、佐藤さんも、「福岡こどもホスピスプロジェクト」のアイデアに着目している。それは「ハウス&ホスピス」という考え方である。

「ハウス」とは、入院中の子どもの家族のための宿泊施設を運営する「福岡ファミリーハウス」のような施設のこと。同ハウスは、小児がん拠点病院から徒歩圏内のマンションの計4室を借り上げ、入院中の子どもを支える家族の宿泊施設として、1泊1000円で提供している。

こどもホスピスにこのファミリーハウスを併設することで、子どもと家族への長期的なサポートが可能になり、治療が目指せない状況になった場合にこどもホスピスへと自然につなぐことができる。「福岡こどもホスピスプロジェクト」では、そんな構想を検討中だ。

福岡のアイデアを知り、佐藤さんはこう考えたそうだ。

「小児緩和ケアの実際として、厳しい診断を受けた直後からこどもホスピスに目が向くかというと、ホスピスという言葉のイメージも相まって、難しいものがあります。けれどもファミリーハウスは、治療の早い段階から利用されるご家族が多い。そのタイミングから丁寧なかかわりを持てば、ハウスの延長線上にこどもホスピスを見てもらえる可能性が高い。こちらとしても、子どもやご家族との深いコミュニケーションのもとに、トータルなケアが可能になる。理想の形態だと感じます」

この「ハウス&ホスピス」という福岡こどもホスピスプロジェクトのアイデアは、2021年度から3年間の「休眠預金活用事業」に採択され、助成金を受ける事業となった。プロジェクトの理事長で第一薬科大学看護学部教授の濵田《はまだ》裕子《ゆうこ》さんが、このアイデアに託した思いを語る。

「病気が重いほど、子どもの育ちを親だけで担うのは難しく、ボランティアや専門職が入って遊びや学びの支援をする必要があります。こどもホスピスの存在意義は、そのサポートをすることと、地域に対して理解と支援を求めることにあります」

濵田さん自身、小児がんを発症した我が子の闘病生活を支えた経験がある。そして小児看護学の研究やグリーフケア研究を続ける中で、病気や障がいのある子どもと家族をコミュニティー全体で、できるだけ早期から支えるしくみを構築することが急務と考えてきた。

「もしこどもホスピスにファミリーハウスが併設されていれば、ハウスを利用するご家族が、こどもホスピスで子どもたちが笑顔で過ごす様子を知ることができる。いつかお子さんの治療が難しくなったとしても、『こういう場所がある』と思えることは、ご家族にとって一つの安心材料になると考えました」

だが、この「ハウス&ホスピス」のアイデアにも高い壁が立ちはだかっていた。ファミリーハウスとホスピスの両方の用途を包括できる土地が、見つからないのだ。

ファミリーハウスは、我が子が入院する病院に家族が通う際の施設のため、病院の近くが望ましい。特に、小児がん拠点病院に近い福岡ファミリーハウスでは、運用する物件を「半径2km以内」に限っている。一方のこどもホスピスは、必ずしも病院に近い必要がなく、利用者の気持ちによってはむしろ病院から離れた場所が好ましい場合もある。濵田さんは言う。

「土地の問題が最大の課題です。関心を持ってくれる市議や県議もいますが、横浜のように行政が動いてくれる状況には至っておりません。何とかブレークスルーできる方法を探してはいるのですが」

理想の条件が整わなくても、仮施設など可能な形から始めたいという。

そして愛知の畑中さんや北海道の佐藤さんのように、濵田さんも「場」の必要性と同様に、プロジェクトとしての蓄積の重要性を改めて感じた出来事があった。

2023年春、中国地方の病院のソーシャルワーカーを通じて、ある母親から相談が寄せられた。その病院で治療を受け、現在は在宅で療養を続ける小児がんの小学生の女児の母親だった。

「お兄ちゃんの卒業祝いに、家族で福岡旅行をする夢を果たしたいのです。大阪の『TSURUMI』を家族で利用したところ、安心して楽しく過ごせたので、今回はそちらで対応して頂けないでしょうか」

女児に残された時間は限られており、何とか家族旅行を実現したいという。旅行に行けないのは「自分のせい」と自責の念を抱いている娘と、妹を思う兄。「なんとしてでも、子どもたちの夢を叶えてあげたい」と母親は言った。

濵田さんは快諾したが、「TSURUMI」のように自前の施設がないため、厳しい状態の患者を迎える事情を理解したうえで協力してもらえる宿泊施設を探し、女の子が少しでも楽しい気分になれるように、バルーンや駄菓子などを用意して客室に彩りを添えた。TSURUMIとしても初の試みとして、看護師スタッフが途中から家族に随行した。

4月、家族は福岡にやってきた。女の子は薬で全身の痛みをコントロールしている状況だったが、「テレビで見た有名なお店でハンバーグを食べてみたい」というささやかな希望を、叶えることができた。兄も、かねて楽しみにしていた有名ラーメン店でたらふくラーメンを食べ、大満足の笑みで妹の「気がかり」を晴らしてみせた。

1泊2日ではあったが、家族は楽しい時間を過ごして帰っていった。後日、母親から

「一生の思い出と、生きる力を頂きました」とメッセージも届いた。

そして2か月後の6月。女の子が息を引き取ったとの知らせが、濵田さんのもとに届いた。彼女が幼くして亡くなったことは残念でならないが、濵田さんは確信を深めたという。

「自分たちにはまだ自前の施設こそないけれど、『こどもホスピスプロジェクト』として培ってきた活動を、間違いなくあの子と家族のために役立てることはできた。あの少女のような子どもたちと家族のために、この活動は必要なミッションなのだ、と痛感しました」

第8章

晩夏の花火

子どもたちの願いのせて

うみそらにまた、メリーゴーラウンドがやってきた。

夏の終わりの週末の2日間にメリーゴーラウンドイベントが開催され、1日目となる土曜日の夜に、湘南学院の有志サークル「湘南学院ナイトフラワーズ」が企画した花火イベントが予定された。

移動式メリーゴーラウンドをしつらえ、うみそらへと運んできてくれたのは、横浜市の「メリーゴーランド研究所」だ。イベントや商業施設、小児科病棟のある病院などからの要望に応じ、その都度カスタマイズしたメリーゴーラウンドを届けてきた。

前年と同様、うみそらの子どもが車いすのまま乗れるように、通常は回転台に3頭設置する木馬のうち1頭を取り外せる仕様になっている。うみそらの庭先にメリーゴーラウンドが収まると、メリーゴーラウンドを招致するためにチャリティー活動を続けてきた有志の団体「メリーゴーラウンドプロジェクト」のメンバーや、うみそらスタッフが、周囲をカラフルな風船やテープで彩り、ささやかながら遊園地の雰囲気を演出した。

メリーゴーラウンドが子どもたちとその家族を乗せ、ゆったりと回転しているころ、庭地に隣接する関東学院大学の駐車場では、湘南学院の講師で花火師の資格を持つ安部《あべ》英次《えいじ》さんが汗にまみれながら、花火の準備を続けていた。

約250発の玩具花火と約50発の打ち上げ花火を、15分の間に打ち上げていく順番をイメージしながら配置を考え、地面に立たせていく。

花火師の資格を取得して40年。勤務先の湘南学院を始め、児童養護施設や保育園などで花火を披露した経験はあったが、難しい病気や重い障がいがある子どもたちのために花火を上げるのは初めてという。

「子どもたちの夏の思い出に残るよう、色彩の鮮やかさや発光や音、振動など、花火をトータルで体感して欲しいと思いながら、心を込めて選びました」

メリーゴーラウンド企画の発端となった絵本を手掛けた松﨑雅美さんは、自身が運営する作文教室の教え子たちとチャリティーグッズの販売ブースに立ち、来場者を出迎えた。数日前、花火イベントを安全に進めるために、近隣住民に「こどもホスピスの子どもたちのための花火が上がるけれど、どうか集まらないでください」という内容のチラシを配布したのも、松﨑さんの作文教室の子どもたちだった。

そして絵本の原案となった作文の作者である川口蒼《かわぐちそう》さんも、イベントを手伝いにやってきた。安部さんの指示のもと、玩具花火を板に立たせたり、バケツに砂を詰めて打ち上げ花火の土台をこしらえたり、黙々と作業している。

かつて小学生だった自分のアイデア「レモネード遊園地」が絵本になり、うみそらでのメリーゴーラウンドイベント、そしてついには花火へと、一つずつ現実の形になることに、高校生の今、どんな思いでいるのだろう。

「正直言って現実感がないというか、すごく不思議な気分です。でも、自分のアイデアで病気の子どもたちが笑顔になってくれるなら、やっぱりうれしいですよね」。首に巻くタオルで汗をぬぐい、照れ笑いを見せた。

この日のために寄付金を集め、こどもホスピスのことを知ってほしいと学内で募金箱を手に声を上げた湘南学院の高校生サークル「ナイトフラワーズ」のメンバーは、花火の時間を待ちながら、チャリティーグッズ販売のブースを手伝った。

こうして様々な立場の、様々な年齢層の人々が、花火を心待ちにする子どもたちと家族のために、時間と労力をかけて準備を進め、うみそらに集った。地域と共にあるこどもホスピスを目指してきた田川さんは、来場する利用者や寄付者の案内役に追われながらも、うみそらのために汗をかいてくれている人たちの姿に、心の中で手を合わせるような思いでいた。

豪快な花火に一斉に歓声

太陽が西へと傾き始めたころ、うみそらの利用者家族が続々と集まり始めた。順番にメリーゴーラウンドを楽しんだあと、あらかじめ庭に広げられたレジャーシートやキャンプ用のいすに陣取っていく。花火が楽しみ過ぎて落ち着かないのか、幼い子どもたちがレジャーシートの上でわちゃわちゃと絡み合い、笑い声をあげている。

「わあ！」

誰かが声を上げて空を指さした。見上げると、茜色の夕日が雲を照らして薄明光線を形作り、空へと続くカーペットのような光の柱が、雲間から空高く伸びていた。神々しいまでの光と影の競演。花火を待つ人々を祝福しているかのようだ。

いよいよ日が暮れ始め、ナイトフラワーズの佐藤結茉さんがマイクを握った。準備してきた開会の挨拶を、目の前の子どもたちや家族に向けて一言ずつ、丁寧に語りかけた。

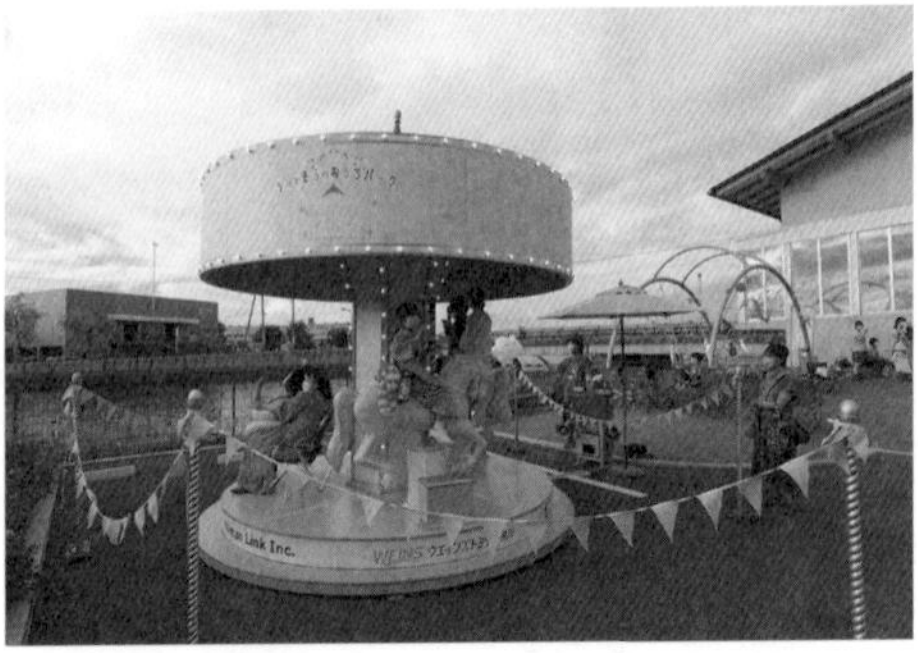

うみそらに設置された移動式メリーゴーラウンド

——私たちはこどもホスピスの存在を全く知りませんでした。

去年のこのメリーゴーランドプロジェクトで知り、私たちなりに何かできないかと考えました。花火を見たことのない子どもたちや人混みに近寄れない子どもたちがいっぱいいると聞き、一方で私たち自身は花火を当たり前に見られていることに気づきました。

そこで、この安心安全な横浜のこどもホスピスで、利用者の方々に幸せな気持ちになってもらえる花火を上げたいと思い、高校の友達とこの花火を企画しました。

子どもたちと一緒に頑張っているご家族の皆様や医療従事者の方々、そして、ホスピスを運営している方々も、みなさんで笑顔になっていただけたらと思います——。

そして「ドーン!」と一発目の花火が豪快に上がった。花火イベントのスタートだ。子どもたちは「キャー」「わあー」と一斉に歓声を上げた。

安部さんは計画通り、ドラゴンクエストのテーマ曲にのせて火山のようにパワフルな花火から打ち始め、子どもたちの気持ちを一気に引き寄せた。続いて「パプリカ」「夏祭り」などの軽やかなBGMにのせ、極彩色の玩具花火を切れ目なく輝かせていく。

「まぶしいねー」「音すごーい」

リアルな花火を初めて体験する幼い子どもたちが、興奮気味に歓声を上げ続ける。

小さな子どもたちの後ろで、声に耳を傾け、嬉しそうに微笑みながら花火を楽しむ長身の少女がいた。16歳の原《はら》チカさんだ。花火は始まったばかりだったが、今の心境を尋ねると大声で、そして満面の笑みで答えてくれた。

「ライブで見る花火は久しぶりなので、この臨場感をめいっぱい楽しんでいます！」

やがて大型の花火が上がりはじめ、YOASOBI

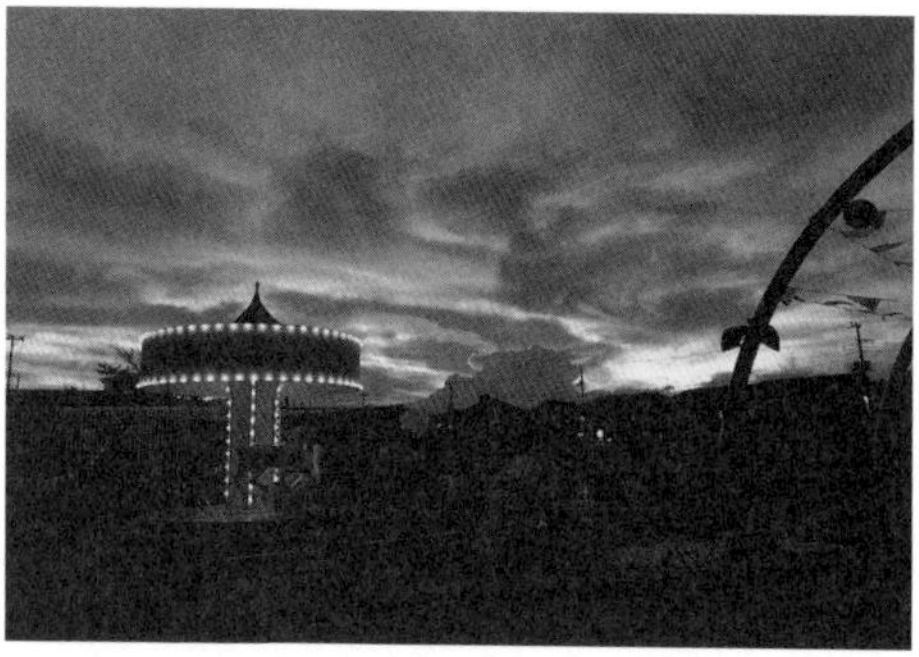

雲の隙間から太陽光が漏れ放射状に広がって見える薄明光線が空を美しく彩った

の大ヒット曲「アイドル」にのって夜空にハートやスマイルマークを描き始めた。花火に照らされるたびに、侍従川の対岸の道路で、空を仰ぐ人たちが見える。事前に配られたチラシを見た地域住民が「お願い」を守りつつ、共に花火を楽しんでいた。

原チカさんの物語

花火の会場をいったん離れ、原チカさんの物語をお伝えしておきたい。

チカさんは、生まれながらに重い心疾患である左心低形成症候群を患い、幼少期から心臓の手術と入退院を繰り返してきた。オンラインで高校生活を送る現在も、3か月に一度の入院を繰り返している。

同じ病気で同じ病院に入退院を繰り返してきた吉田桃さんは、小学校高学年からの友達だ。この日、桃さんも一緒にうみそらの花火を見る予定だったが、ひと月ほど前に体調が悪化したため、オンラインでの視聴となった。

「桃ちゃんもここに来られたら絶対、喜んだだろうなあって」

病院では様々な重い病気の子どもと同室になるが、チカさんは、酸素チューブをつけている以外は一見、健康そうに見える。そのため抗がん剤治療に苦しむ幼い子どもなどから、「チカちゃんは元気そうで、いいよね」と言われてしまい、戸惑うこともたびたびだ。

だが、チカさんはこう語る。

「私みたいに生まれた時から病気の子は、もうこれは運命なんだ、仕方がないんだって考えるしかないと思っていて。でも人生の途中から、特に小学校の入りたての子とかが急に病気になると、『なんで自分が病気になったの』とか『なんでこんな目に遭わなくちゃいけないの』とか、どうしてもそんなふうに考えちゃって、つらいと思います」

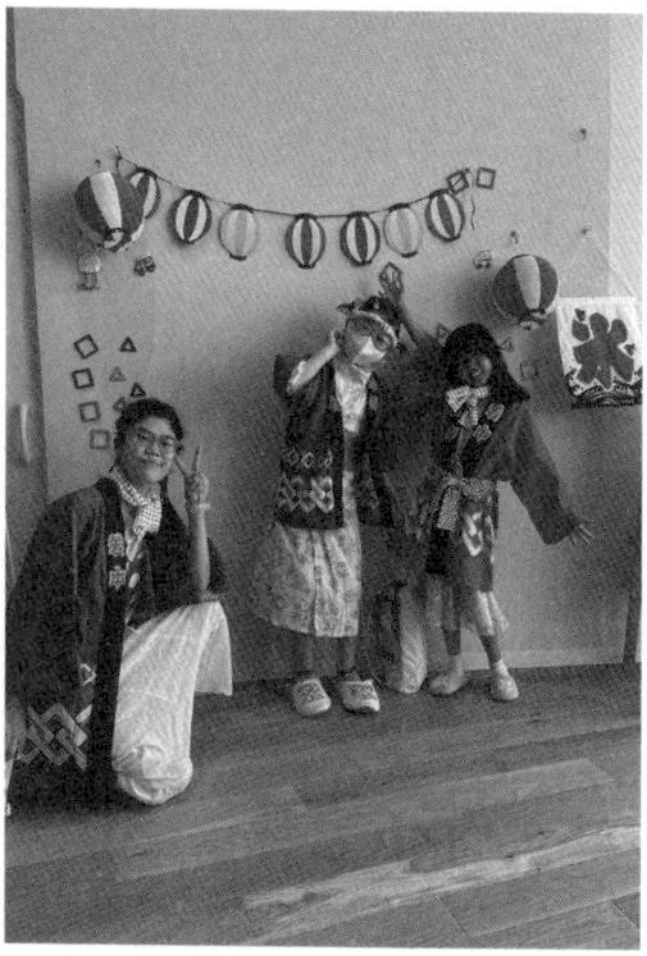

左から原チカちゃん、吉田桃ちゃん、重宗果歩ちゃん。仲良し3人組だ

「痛いよ」「苦しいよ」「もういやだ」

狭い病室では、厳しい闘病生活を突如として強いられた子どもたちの苦悩する声が、閉ざされたカーテン越しに聞こえてくる。

そして病室で仲良くなり、ともに闘っ

た友達との悲しいお別れも、チカさんは16年間の闘病生活の中で、何度も経験してきた。娘の姿を見守ってきた母の孝美《たかみ》さんは言う。

「自分の中で一生懸命、処理していますね。だから病棟でもうあまり仲良くなるのをやめようとしていたり。親も想像できないほど、複雑な世界を生きているんだと思います」

3年前には、長期入院を共にする中で自然とチカさんを慕ってくれた年下の男の子が亡くなった。元気者だけに病室内でのハプニングも多かったが、男の子はたくさんの思い出を残してくれたという。

男の子の旅立ちから2年が過ぎ、吉田さん親子とうみそらで合流する際に、吉田さんが男の子のお母さんにも「ご一緒しましょう」と誘いだした。同じ車でうみそらへと向かう途中、話題は男の子の思い出話でもちきりだった。

「大雪が降った時の話は、お母さんが知らなかったようで、『そんなことがあったんだ』と驚いてて。お伝えできてよかったです」

それは男の子が亡くなる数年前の真冬のことだった。その日は関東一円に大雪が降り、面会に訪れた親たちも早い時間帯に帰宅していった。するといつも以上に静寂が広がる病室に、チカさんたちの担当ではないはずの看護師が現れ、突然、病室の窓を思い切り開け放った。

ドサッ。

窓枠に降り積もった雪が、病室の床に音を立てて落ち、軽く積もった。チカさんや男の子がびっくりして「何してるんですか？」と尋ねると、看護師は振り向きざまに、クールに言うのだった。「だって雪だから」。チカさんが回想する。

「その看護師さんには叱られることも多かったので、入って来た時にみんながちょっとだけ緊張しました。でもその時はたぶん入院生活が長い私たちのために、大人たちがいないタイミングで、雪を触らせようとしてくれたんだと思います。男の子も『冷たっ！』『さむっ！』とか騒ぎながら、大喜びで雪を触ってました」

病室でたくさんの喜怒哀楽をわかちあったチカさんが語る息子の肖像を、母親は穏やかに微笑みながら聞き入っていたという。


チカさんは人生16回目の夏に、うみそらで一つ、願い事を叶えることができた。それは「徹夜して遊ぶ」ことだった。

チカさんは本多さんと津村さん、そして孝美さんと3人で、未明までボードゲームに熱中した。午前3時すぎ、チカさんに眠気が押し寄せたため、本多さんは「とりあえずベッドに横になって、しりとりをしよう」と提案。チカさんは一言目もうまく言えないうちに、寝落ちしてしまった。そのまま朝までぐっすり眠り、念願の「完徹」は叶わなかったが、孝美さんもチカさんも、この夜の経験をとても喜んでいる。

「うちの娘は疲れ切って秒で眠るような『寝落ち』を経験したことがないので。そういう幸せな寝落ちを体験したことが、うれしい」

チカさんもこう語る。

「常に体の置き所がなくて、だるくて眠れない夜を過ごしてきたので。秒で眠ったなんて、自分でも驚きです」

うみそらの花火の日、原さんファミリーにもう一つ「初めて」のことが増えた。初めて、家族全員で花火を見ることができたのだ。

「夫は仕事が忙しいので、学校の行事などにはなかなか来られませんでした。でも、今回のうみそらの花火には行こうよと声をかけておいたら、来てくれて。あれほどたくさんの花火を見られるとは思っていなかったので、夫も『うみそらさんがなかったら、こんなチャンスはなかったよね』と喜んでいました」

16年前、原さん夫婦は生まれてくる子どもに重い心臓疾患があると分かり、「この子が力強く生き抜いてくれますように」と祈りを込めて、「千の力」から「チカ」と名付けた。

1つの心房と1つの心室で血液循環を続けなくてはならない左心低形成症候群の患者は、ゼロ歳児からたび重なる心臓の大手術を経てもなお、健康な体で生まれた子どもの何倍もの負担が内臓にかかり続ける状態で生きなくてはならない。

両親が希望を託した通り、チカさんは心臓疾患と共生しながら、穏やかだが芯の強い、そして心の優しい少女に育ってくれた。

「うちの家族は『一日一日大切に生きよう』を合言葉にしているんです。今日を後悔のないように、楽しくと」

そう話しながら涙声になってしまう孝美さんの横で、チカさんは穏やかな笑顔のまま、静かにこう語った。

「この一年、私が一番うれしいと思うことは、仲間のみんなが誰もいなくならないで生きられているってことなんです。昨日も病院で偶然、友達に3年ぶりに再会できて、よかった、元気そうだねって。本当にこの1年間で誰一人亡くならなかった。一番の幸せです」

静かに微笑むチカさんから語られた言葉の重さに、こちらは継ぐべき言葉が何一つ見つからない。孝美さんは「複雑な世界」と表現したが、チカさんが生きる世界の非情さを、垣間見た思いだった。

両親が名前にこめた願いは、確かにチカさんに大きな力を授けたのだろう。生死の境界をか細い命綱一つで歩くような日々にあって、気丈に、そして誠実に生きてきたチカさんの微笑みに救われ、「いま抱いている夢は何ですか」と言葉を継ぐことができた。

チカさんはちらっと孝美さんに目くばせしてから、恥じらうように答えてくれた。

「いつか一人暮らしをすること。あと、小説を書いていくことです」

書き続けている小説の内容を問うと、「自分ではできないことや、自分が望んでいることと、こうなったら面白いなぁということとなんかです」。どこまでも自由な小説世界の中で、チカさんは病気の制限から解き放たれ、等身大でいられるのだろう。

夢を優しく照らし出して

話をうみそらの花火会場へ戻そう。

クライマックスに向けて用意された大型の打ち上げ花火が連続で上がり始めると、チカさんの横に座る浴衣姿の女の子が、花火を体感したままの声を上げ続け、チカさんを笑わせていた。

「火花が降ってくるぅ！」「心臓に響くよおー」

2歳年下の友達、重宗《しげむね》果《か》歩《ほ》さん。長身で穏やかなチカさんと無邪気にはしゃぐ果歩さんは花火を見る姿も対照的で、実の姉妹のようだ。

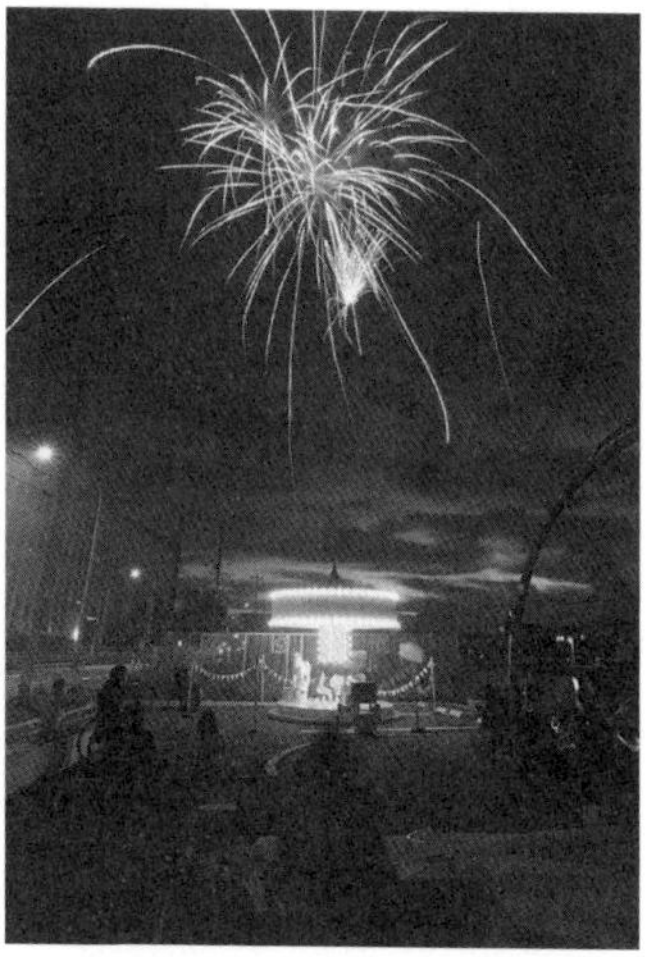

夜空をあざやかに照らし出す花火を楽しむ親子ら

ふたりは5年ほど前に同じ病院で知り合い、たびたび同じタイミングで入院生活を送って来た闘病仲間である。

果歩さんもチカさんと同じ先天性の心臓疾患があるため、このときほど近い場所で上がる花火を見たのは初めてだった。

後日、感想を尋ねると、好奇心旺盛な果歩さんらしく、「花火の迫力がすごかったし、花火に合わせて流れてた音楽もす

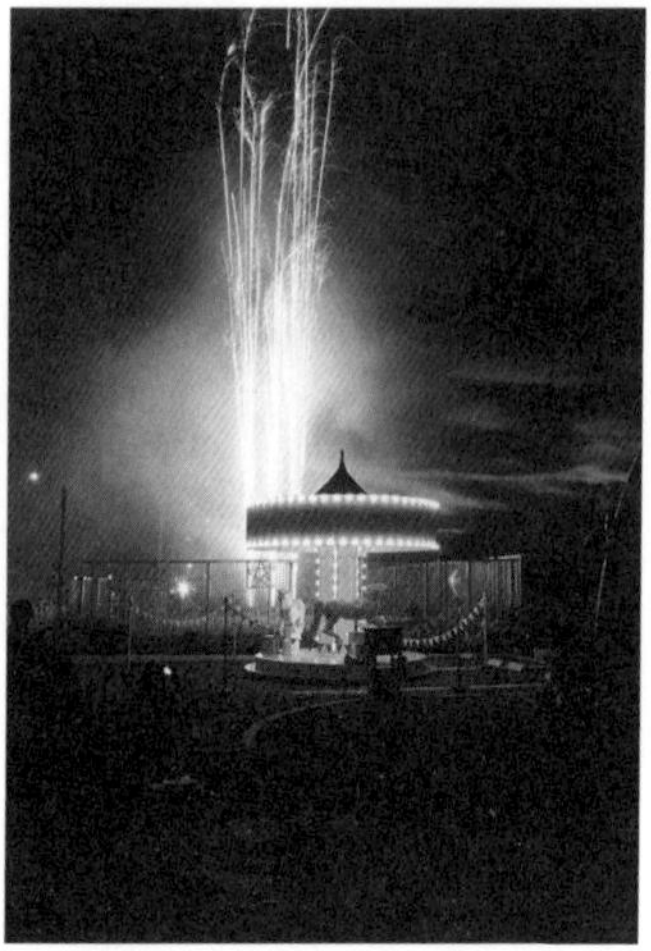
花火もクライマックスへ。迫力のある光と音に歓声が上がった

ごくよかった」と元気いっぱいに答えてくれた。

小学2年のころに合併症を発症し、それまで以上に頻繁に入退院を繰り返すようになり、そのため「いつ何があっても後悔しないように、命ある限りやりたいことに挑戦する」と心に決めたという。

小学4年の時に病児や障がい児にパフォーマンスを届けるNPO法人「心魂プロジェクト」で、「キッズ団」として活動を始めた。

そして中学2年の秋、世界で活躍を目指す子どもたちを応援する日本最大級のキッズファッションイベント「Japan Kids Fashion Week 2022」（略称JKFW2022）にも挑戦。ウォーキングのレッスンを受け、ランウェイを歩き、喝采を浴びた。

この経験に自信を深め、JKFW2023にも参加。そして中学最後の年にふさわしい新たな目標も見つけた。ミュージカルに出ることだ。

「歌ったり踊ったり、ミュージカルを観るのが大好きなんです。そしたら自分も挑戦してみたいなって」

中学を卒業する春の舞台を目指し、秋からレッスンに取り組むという。

小説の森を自由にかけめぐる高校2年生のチカさんと、ミュージカルの舞台を夢見る中学3年生の果歩さん。かけがえのない夢を胸いっぱいに広げて座る二人を、晩夏の花火が優しく照らしていた。

かけがえのない至福の瞬間

うみそらの花火もいよいよフィナーレへ。安部さんが演目の最後に選んだのは定番の大型打ち上げ花火ではなく、星形の仕掛け花火だった。音楽にも、ディズニー映画「ピノキオ」の主題歌でおなじみの「星に願いを」を用意していた。

「星に願いをささげるように、今日の花火に夢や希望を託してほしい」という思いからだ。

うみそらのフェンスに設置していた仕掛け花火に、着火。直径50センチほどの「星」が、火花を散らして輝きを放ち始めた。

子どもたちは視線を空から正面のフェンスへと移し、ぱちぱちと音を立てて輝く星形の光に目を見張った。大人たちも花火や子どもたちの様子に目を細めている。

「わああ」「お星さまだね！」

正面から照らし出された田川さんの目に、涙が光っていた。

涙をぬぐうこともなく、目を細めたまま、じっと星形の花火を眺めていた。

「子どもたちのために、たくさんの人たちが善意を持ち寄ってくれて実現した花火なので。それに、うみそらを利用する子どもや家族と、この場所を支えてくれている地域の人たちが一緒に花火を見て、楽しんでくれていることに、なんだかもう言葉もなくて」

花火の視点から地上を見下ろしたなら、うみそらの子どもたちとその家族、そしてこの日の関係者たちを「円」の真ん中に、侍従川の対岸やうみそらから少しだけ離れた公園、その沿道に詰めかけた地域の人々の笑顔が、外周をとりまくように見晴らせたことだろう。

命を輝かせるためにうみそらへとやってくる子どもたちとその家族を、地域の人たちも寡黙に、そして優しい視線を注ぎながら、じっと見守ってくれている。人々の善意で実現した晩夏の花火が、コミュニティーの中にしっかりと根付きつつあるうみそらの「現在地」を照らし出してくれた。

花火が終わっても、子どもたちは大満足の笑みをたたえ、興奮さめやらぬ様子ではしゃぎ続けていた。きっと今この瞬間が楽しすぎて、去りがたいのだろう。その気持ちは私も同じだった。

かけがえのない至福の瞬間に立ち会えたことに深く感謝しながら、私は子どもたちの歓喜の声に包まれるうみそらを後にした。

最終章

がん患者としての再訪

作家・佐々涼子さんインタビュー

メリーゴーラウンドイベントの2日目。うみそらの誕生秘話を追い続けていた一人のノンフィクション作家が、久しぶりに再訪した。

2022年の年末に自身が脳腫瘍に侵されていることを公表し、闘病生活を送る佐々《さ さ》涼子《りょうこ》さんである。

佐々さんの著作には「死」をテーマにしたものが多いことで知られる。異国で死去した人たちの遺体や遺骨の行方を追った『エンジェルフライト　国際霊柩送還士』で第10回開高健ノンフィクション賞を受賞し、末期がんに侵された訪問看護師の看取りまでの伴走録『エンド・オブ・ライフ』ではYahoo!ニュース本屋大賞ノンフィクション本大賞を受賞した。

この『エンド・オブ・ライフ』に感銘を受け、「いつか佐々さんにお会いしたい」と懇願していたのが、うみそらのプロジェクトを田川さんと共に推進してきた飯山《いいやま》さちえさんだった。国連や国境なき医師団など、発展途上国支援の現場で働いてきた飯山さん。偶然、2021年春に佐々さんとの縁がつながり、これから作り上げるこどもホスピスについて、田川さんと二人で伝える機会を得た。

佐々さんは二人の熱意とこどもホスピスの重要性に触れ、「もっと社会に知ってもらう必要がある。私が発信することで力になるなら」。そしてほどなく取材にとりかかった。

寄付金を集めるためにチャリティープロレスの会場に向かう田川さんに随行し、JR山手線の周りをぐるりと歩くチャリティーイベントに同行し、完成したばかりのうみそらの初々しさに、スタッフの皆さんとともに歓喜した。

その内容は雑誌「フォワード」に「愛と勇気とサムマネー」というタイトルで、4回まで連載されていた。だが、あと1回を残して中断。佐々さんが持病の頭痛に耐えかねて検査を受けたところ、悪性の脳腫瘍があることが判明したためだった。

3度の大手術を受けたが、医師から「5年後の生存率は16％」と宣告を受けた。

2023年6月に退院。腫瘍の増大を抑える抗がん剤アバスチンが効き、少しずつジャーナリストとしての活動も再開した。

「うみそらにメリーゴーラウンドがやってきます。ご覧になりませんか」

田川さんが努めて軽やかな言葉で佐々さんをうみそらへと誘ったのは、新聞のインタビュー記事やSNSで発信している内容から、病状が安定しているのではと考えたからだ。

「うみそらが誕生する前から私たちを見守って下さった方なので。メリーゴーラウンドや花火でひときわ賑わっているうみそらをご覧頂けたら、『我々もここまで来ました』ということをお伝えできるかと思いまして」

初秋とはいえ酷暑の中、佐々さんは夫が運転する車でうみそらに到着した。ゆっくりとした歩みで建物内へ。「懐かしい感じがしますねえ」。出迎えたスタッフに笑顔を向けた。

メリーゴーラウンドイベントの2日目は、利用者以外の、外部の子どもたちへの一般開放日だった。そのため建物の中も外も、元気にはしゃぎまわる子どもたちでごった返していた。佐々さんはニコニコと子どもたちの様子を見つめている。

「ぜひ、メリーゴーラウンドに乗ってみてください」

田川さんの案内で、メリーゴーラウンドへ。佐々さんは木馬ではなく、あらかじめ台座に用意されていたベンチに座った。ブザーが鳴り、メリーゴーラウンドが回転し始めると、佐々さんは笑顔のまま涙を流し始めた。佐々さんに向けて手を振る田川さんも飯山さんも、涙を流している。双方ともメリーゴーラウンドが回り続ける間、涙が止まらなかった。

無粋なことと分かりながらも、佐々さんの涙の意味を尋ねたかった。そして闘病中のいま、うみそらを再訪し、何を感じたのだろう。日を改めてのインタビューを依頼すると、佐々さんは快く応じてくれた。

「最後の最後まで生きる」

――メリーゴーラウンドイベントでは、笑顔で、涙を流しながらメリーゴーラウンドに乗っておられる姿がとても印象的でした。

自分でも泣くとは思わず、軽い気持ちで乗ったのですが……（苦笑）。田川さんたちがとても温かい笑顔で手を振ってくれたので、遠い昔の夏休みの思い出のような、懐かしい感覚がこみあげてきて。あの場にとても温かいものを感じ、「ありがとうございます。本当にありがとうございます」という涙だったように思います。

――ご自身の闘病生活を経て、うみそらを再訪されたご感想は。

以前は「取材者」としてうみそらを訪ねていましたが、今回は自分が脳腫瘍患者という

「当事者」として、また違う役割であの場所を訪ねることになりました。再びあの場所を訪ねることができて、人生の最終学年を迎えた心境というか、「自分も卒業していくんだなあ」という感覚がありましたね。でも悲しいのではなく、誇らしくて、卒業してしまうことに少しだけ寂しさがある。そんな感覚です。

そして目の前に笑顔の田川さんや飯山さんがいてくれて、子どもたちは芝生の上を飛び跳ねて、メリーゴーラウンドがゆっくりと回っている。そんな幸福な場所に居合わせることができて、自分も仲間に加えて頂いたような嬉しさもありました。

——闘病を経て、ご自身の生死に対するとらえ方が、大きく変わられたわけですね。

全部ひっくり返りました。当初は「死」について書くつもりでしたのに、皮を剝いだら「生」の側面ばかり出てくるわけです。

それは自分が病気の当事者になってより強く感じることですね。うみそらを取材しようという段階では、「死について考えよう」とか「亡くなるまでを記憶しよう」とかって、思うわけです。ところが病気になってみると、「生」にまつわる瞬間ばかりなんです。我ながら「おお！」と驚きました。

――うみそらという場所を形容する言葉として、厳しい病気や障がいのある子どもたちが「命輝かせる場所」という表現がよく使われます。

自分は非常に重い病気に直面しているわけですが、うみそらに再び立った時に「私は死んでいくんだなあ」と思ったかというと、そうではありませんでした。

みんなニコニコと温かい笑顔で出迎えてくれる。建物は温かいデザインや色彩にあふれていて、子どもたちの笑い声がはじけている。そんなうみそらに立ってみて、「みんな笑顔で生きていて、私もこうして楽しく生きている」という実感をかみしめていました。

闘病生活の中で、生きている感じがより濃厚に強くなった感じというか、「今を生きる」ってこんなに素敵なことなんだってことを発見した、という意味では、うみそらの「命が輝く場所」という表現は、腑《ふ》に落ちる気がします。

「終わるんだなあ」という感覚ではなく、こうやって最後の最後まで生きるんだろうと思います。

――雑誌連載の中で、「子どもたちは幸せを感じる瞬間の輝きを、誰よりも知っているのではないか」と書いておられます。だからこそ、子どもたちは難しい病気や障がいがあってもそこに心を縛られることなく、楽しいことや嬉しいことに没頭できるのでしょうか。

自分に関して言えば、病気が分かって最初のころは、検査の結果にびくびくしていたんです。レントゲンとかＣＴとか撮った後、「もう本当にダメなんだ」とかびくびくして、結果がよければすごい喜んだりとか。いちいち一喜一憂していました。

でもある日、みかんを食べたんです。これがめちゃくちゃ甘かった。そのみかんを一口食べただけで、涙がこぼれました。みかんがおいしい。その幸福感。「生きるって、こういうことなんだ」と思ったんです。

今の私は脳腫瘍の後遺症で難しいことが考えられなくなったのかもしれないとも思いますが、「毎日が小学生」みたいな感じです。

「すごい富士山を見たね」「ソフトクリームみたいな雲だね」とか感動しては涙を流し、「うなぎパイがおいしい」と感激しては涙を流し……。

そんな感じで毎日毎日、「小学生」が続いている。幸せだと思う感度が上がったというか、領域が広がったというか。

以前は「うまく書けなかった」とか、そういうことばかり考えていましたけど、今の自分が生きている感覚っていうのは得難い感覚で、とても素晴らしいものです。

もうすぐ亡くなっていく人間にしては、生きている輝きが強い。

きっとそもそも子どもたちは、生きることの輝き、その瞬間をとらえる天才なんですよ。

――そういう意味で、うみそらでの取材で印象に残ったお子さんは。

たくさんいますが……そうですね、梶原恵麻ちゃんですかね。うみそらにお邪魔したら、抗がん剤の副作用で髪の毛が抜けているけれど、かわいらしいお帽子をかぶって、うみそらで元気に走り回ってる女の子がいて。あんまり元気に走り回るものだから、こちらも「大丈夫なのかな」とちょっと心配するぐらいでした。

とにかくリラックスした状態で、まるでおばあちゃんの家に帰ったみたいに楽しそうに遊んでいて。それでこちらも「そうか、これでいいんだ」と気づいたわけです。恵麻ちゃんのパワーや喜び、彼女がキラキラと放つ光を、居合わせた私も頂いたような気がします。恵麻ちゃんが亡くなったことは田川さんからお聞きしましたが、田川さんのお話も印象的でした。恵麻ちゃんはうみそらに来るたびに、「ああ楽しかった」と言って帰っていくんだと。「また来るね」ではなく「ああ楽しかった」だと。「子どもたちはたぶん全部知っていて、次の約束をしないで帰っていくんだと思います」とお話されたのが、深く心に残りました。

私自身、病気を得て思うことは、「最後の最後まで、この輝きを感じて生きるのだろう」ってことです。だからうみそらでお会いした笑顔いっぱいの子どもたちを振り返ると、「生きている輝き」、ただその瞬間だけがある。そういうことだろうと。

決して病気でかわいそうな子などではなく、生きていることの輝きを全身で謳歌している子どもたち。そして彼らの歓喜に照らされながら、周囲の大人たちも共に生きる。

うみそらを再訪して感じたことを言葉にすると、そんな感じでしょうか。

――雑誌連載「愛と勇気とサムマネー」では、寄付の集まり方にも注目されています。プロジェクトに対する寄付の経緯について、「私たちを幸福にする、ある仕組みをこれから取材する」と書いておられるのが印象的でした。

「横浜こどもホスピスプロジェクト」の主要メンバーとして田川さんを支えていた飯山さちえさんが、「特に外国のみなさんは楽しみながら寄付をしてくれる」と教えてくださったんです。それで取材してみると、実際に外国の人たちは寄付に対してすごく積極的なんですね。

集め方も、外国の人が山手マラソンをしてみるとか、寄付のためにワインを作ってレストランで出してみるとか。日本人とは寄付に対する考え方が違って、アプローチの仕方が素敵だと思ったんですよね。

日本だと「気の毒だから寄付しなきゃ」とか、哀れみの対象として寄付を求めるイメージがつきまとうので、日本の寄付文化にはあまり好意的ではありませんでしたが、うみそらさんへの寄付の取材では、明るく勇気のある外国の人たちのやり方に刺激を受けました。

――初期からうみそらに伴走した取材者として、また闘病中の当事者として、「うみとそらのおうち」というこどもホスピスの存在意義を、どのようにお感じになりますか。

「ホスピス」というと、重篤な病人の最後の看取りをする場所をイメージしがちですが、うみそらさんは全然違うわけです。一方で「ではこどもホスピスとは何なのか」と問われると、本当に難しいのですが。

当初はうみそらさん、がらんどうだったんです。完成したての建物を拝見しても、広いスペースとお風呂があって、天井には星をモチーフにした照明がついてて……。「ここがどんな『場』に育つのかなあ」と、過程が楽しみでしたが、取材の途中で病気になってしまったのでね。

『エンド・オブ・ライフ』で、末期がんになった訪問看護師の在宅医療と看取りまでを追いましたが、「あれが在宅医療なのか」と問われると、やっぱり難しい。「温かい家族と一緒の家」と言い換えることもできるわけです。だから定義を問われると、うまく言えませんね。

うみそらさんのようなこどもホスピスにしても、大きくて温かい家族の一員というか、ゆるい絆の一つの形なんだろう、という感覚がありますね。見る人によって見え方もぜんぜん違うでしょうし、どういうふうにも見えるでしょう。

ただ、子どもたちがそこを訪ねる時に常に「ここはあったかくていい気持ちだな」「ここに来ると楽しい気分になれるな」と思えるなら、そこはもう十分に「こどもホスピス」なんじゃないか、と思います。

（２０２３年9月11日インタビュー）

佐々涼子（ささ・りょうこ）

ノンフィクション作家。１９６８年生まれ。２０１２年、『エンジェルフライト　国際霊柩送還士』（集英社）で、第10回開高健ノンフィクション賞を受賞。２０１４年、東日本大震災の津波で壊滅的な被害にあいながら奇跡の復興を遂げた宮城県石巻市の日本製紙石巻工場のルポルタージュ『紙つなげ！彼らが本の紙を造っている 再生・日本製紙石巻工場』がベストセラーに。２０２０年、『エンド・オブ・ライフ』（集英社インターナショナル）でYahoo!ニュース本屋大賞ノンフィクション本大賞を受賞。難民弁護士の奮闘の日々を追った『ボーダー 移民と難民』（同）を発表した２０２２年11月、自身に脳腫瘍があることが分かり、闘病生活を続ける。

エピローグ

　メリーゴーラウンドイベントの2日目。佐々涼子さんともう一組、うみそらにゆかりの深い家族が立ち寄った。7月に亡くなった阿部匠真くんの家族である。

　花火が上がった日はちょうど匠真くんの四十九日と重なってしまい、うみそらには来られなかったが、その翌日、所用でうみそらの近くに出向いた際、「せっかくなのでご挨拶していこう」と、急きょ立ち寄ることにしたという。

　そして両親は、うみそらの庭先でゆったり回転しているメリーゴーラウンドを見て、「あっ」と驚いた。なぜならそのメリーゴーラウンドは、匠真くんが亡くなるひと月前の

6月、入院先の神奈川県立こども医療センターの1階ロビーに運び込まれ、病気と闘うたくさんの子どもたちを笑顔にしたメリーゴーラウンドそのものだったからだ。

医療センターでのイベントの当日、夫婦は匠真くんとメリーゴーラウンドに乗ろうと考えたが、コロナ禍のため、父・裕也《ゆうや》さんが家族を代表して同乗することになった。しかし当日は大雨で高速道路が全面通行止めとなり、裕也さんは開催時刻に間に合わなかった。そのためその日は匠真くんは看護師の付き添いのもと、ひとりぼっちでメリーゴーラウンドを楽しんだという。

幸い、看護師は匠真くんが愛用するタブレットでその様子を動画で撮影しておいてくれた。イベントの終了後、家族はその動画で見る匠真くんの楽し気な様子に少しだけ胸をなでおろし、動画が大好きな匠真くんも、うれしそうに何度も何度も再生していた。

とはいえ、一つでも多く家族の思い出を作りたかった母・智美さんとしては、やはり家族で一緒に乗れなかったことは心残りだった。

そのひと月後、容体が急変し、匠真くんは旅立っていってしまったのだ。

偶然立ち寄ったうみそらでそのメリーゴーラウンドに遭遇し、「めちゃめちゃびっくりしました」と智美さん。田川さんが「みなさんでどうぞ」と、家族をメリーゴーラウンドに案内した。

「マジでびっくりなんだけど」

「ほんとに。こんなところで同じメリーゴーラウンドに乗れるなんて」

夫婦はそんな会話を交わしながら子どもたちと木馬に乗りこみ、持参した匠真くんの写真を裕也さんが胸元にかざし、景色がよく見える方向へと向けた。メリーゴーラウンドが回転を始める。木馬から見る景色が回り、うみそらのスタッフたちが匠真くんとその家族のために、笑顔で手を振り続ける。

わずか数分のことだったが、6月に果たせなかった匠真くんとのひとときを、家族全員で過ごすことができたという。


この話を私が聞いたのは、全体の取材をほぼ終え、ご協力いただいた方への内容確認作業のさなかだった。横須賀市の喫茶店で待ち合わせ、匠真くんがうみそらでの雪のイベントの夜から体調を崩し、亡くなるまでの経緯について、可能な範囲で確認をお願いした。

「これです。どうぞ」

智美さんがスマホを開き、見せてくれた動画の中で、匠真くんは確かに、うみそらにやってきたものと同じメリーゴーラウンドに乗っていた。酸素チューブなどいくつかの医療機器を付けたままだが、小さな体でしっかり木馬にまたがり、ゆっくりゆっくり回転する感覚を、微笑みながら楽しんでいる。

「しょうちゃん、こんなに元気だったんです。急変してしまって」

智美さんは匠真くんの動画を繰り返し、再生して見せてくれた。そのたびに匠真くんは木馬にちょこんと乗り、愛くるしい姿を見せてくれる。

こんなに元気だったのに、匠真くんはこのひと月後に旅立ってしまったのだ。気丈に対応してくれる智美さんの前で、私はこの時も何も言葉を継げずにいた。

匠真くんの四十九日の翌日に、家族があのメリーゴーラウンドに再会したことは偶然ではなかったのかもしれない。匠真くんも大空へと旅立つ前に、ママやパパ、お兄ちゃんや妹ちゃんと一緒に、メリーゴーラウンドに乗りたかったのではないか。

言葉にこそしなかったが、そう思えてならなかった。

＊

この本を書くための取材の中で、うみそらに行く日を楽しみに闘病を続ける子どもたちの物語と同様に、空へと旅立っていった子どもたちの在りし日のことを、たくさんの遺族の方々からうかがった。多くの人々が深い悲しみを胸に抱きながら、それでも子どもたちと過ごした素晴らしい記憶に支えられ、それぞれの足取りで歩みを進めていた。

遺族の方々も含め、ＬＴＣの子どもたちやその家族にとって、うみそらの存在がどのような効果を生み出しているかということは、数値化して「ほら、こんなに」と具体的に示せる種類のものではない。そのため本書では当事者一人一人の具体的なエピソードを積み上げ、うみそらの日常を「見せる」ように、言葉を尽くして描くことに徹した。

「だからこそ全国に必要だとは思いませんか？」といった紋切り型の主張も、避けるように腐心した。「ＴＳＵＲＵＭＩ」もうみそらも、「実現可能性」を押し上げる条件はそれぞれあったが、その条件がどの地域でも同じように整うわけではないからだ。実際、いま奮闘中のプロジェクトの関係者は、首都圏にあって人口も企業も多い横浜との「土地柄の違い」を嘆き、「本当にうらやましい」と語っていた。

書き手のタイプも色々で、自身が「舞台回し」となって前面に出続ける書き手もいれば、舞台裏から事象を見届ける「目」となることで、前には出ない書き手もいる。私は新聞記者時代から後者の書き手であろうと意識していたため、本書でも、取材で見たもの聞いたことをできる限り客観的な言葉に落とし込み、その先の価値判断は読み手にゆだねることにしている。

そのため、どこかすっきりしないと感じた読者もいるかもしれない。

第6章で紹介した「TSURUMI」の原さんが語った「原風景」は、こどもホスピスの存在意義について、一つの明確な視座を与えてくれるように思う。

大阪市立総合医療センターに入院していた2歳の神経芽腫の男の子が、親に連れられて初めて「TSURUMI」を訪れ、笑顔を見せたことへの、原さんの感想だ。再掲する。

「病院にずっといてたら、あの子は笑顔を見せずに亡くなっただろうと思います。本人も笑えた幸せがあるし、その笑顔を見た両親や周囲に大きな幸せを残してくれた」

「TSURUMI」の利用はこの日ただ一度だけだったが、男の子と家族にとって何物にも代えがたい時間を過ごしたことだろう。

こども家庭庁の発足により、こどもホスピスに対する公的支援などの検討が始まると思われるが、現状では、実現までのハードルはまだ高いと言わざるを得ない。だがそれでも、うみそらが誕生し、「支援したい」と考える人々が続々と集まり、順調に運営がなされていることは、背中を追う人たちを勇気づけている。田川さんとしても、様々な壁を突破したノウハウを惜しみなく伝え、悩みに寄り添いながら、全国に「仲間」が増えることを心待ちにしている。

これは余談でもあるのだが、一見、ごくふつうの物静かな紳士に見える田川さんという人の、内に秘めたパワーには興味深いものがあり、今回の取材でも複数の人から「ぐいぐい引っ張る感じの人ではないのに」と、話題に上った。随行取材を続けた佐々さんも、「柳のように人当たりがよくて、ぜんぜん脂ぎってなくて。不思議な人ですよねぇ」と、笑っていた。

だが「田川さんの不思議」を真面目な話に転じると、亡きはるかちゃんへの強い思いを胸に、前に出すぎることなく柳のようにしなやかに、ふんわりチームを調和する田川さんの「人間力」も、うみそら実現の原動力となったように思う。むろんそんな無粋な質問をしたところで、田川さんは「いやいやそんな」と上手に話題を変えてしまうだろうが。

この本のタイトルを「最後の花火」としたのは、梶原恵麻ちゃんの存在によるところが非常に大きかった。私の取材が間に合わず、生前の恵麻ちゃんに会うことは叶わなかったが、たびたび放映されたNHKの密着番組と、うみそら1周年の写真展で見た花火を楽しむ恵麻ちゃんの姿に、妙な表現になってしまうが、強い「説得力」を感じたのだった。

この「説得力」は、前述した「TSURUMI」の原さんの「原風景」と、とてもよく似ている。

そのため恵麻ちゃんが見た「最後の花火」のイメージをタイトルのモチーフにしつつ、花火のように命を輝かせている子どもたちの物語を紡ごうという思いと、こどもホスピスを必要とする子どもたちすべてが、花火のようにまぶしく命を輝かせてほしい、という願いを込めた。

「毎日が小学生みたい」と、脳腫瘍闘病中の我が身を気丈に笑い飛ばした佐々さんも、こう話していた。「生きてるってことの尊さをかみしめながら、最後の最後、本当に最後の瞬間まで、こうやって生きるんじゃないのかなって思いますね」

最後に、この本を書きあげるまでご支援を頂いたすべての人に、感謝を伝えさせて頂きます。

まず、取材に快く応じてくださったすべてのみなさまへ。

言葉に尽くせないほど深謝しております。涙で言葉を詰まらせながら、亡きお子さんの思い出を丁寧に伝えて頂いた方も多く、取材で疲弊させてしまっただろうと、申し訳なく思います。ご協力頂かなければ、この著書は成立しませんでした。ありがとうございました。

次にこの企画を掬《すく》いあげ、辛抱強く伴走してくれた朝日新聞出版の大﨑俊明さんにも、感謝をお伝えせねばなりません。「一冊、自分の本を書く」という目標は、退社後の私の人生の軸となってくれました。ありがとうございました。

そして私事ながら、「本を書く」と豪語して会社を脱出した向こう見ずな娘の決意を肯定し、応援してくれた老母にも、この場を借りて謝意を伝えさせて頂きます。

それから最後に、病や障がいとともに生きる当事者として、自分の言葉で精いっぱい、思いを伝えてくれた吉田桃さん、原チカさん、重宗果歩さんへ。

本当に本当に、ありがとうございました。

みなさんの笑顔と雄姿と誠実さに触れ、自分が「命」というものに対して無自覚に、とても傲慢に生きてきたことを、恥じ入りました。

みなさんの力が、みなさんと関わるすべての人たちに影響を及ぼし、結果としてそれらの人々の内面や行動を、深いレベルで変えていると思います。
みなさんにとっての今日や明日が、ますます輝きますように。

２０２４年４月

浜田奈美

ブックデザイン／水野哲也（watermark）
本文写真／浜田奈美（とくに断りのないもの）
上田泰世（朝日新聞出版写真映像部）
（190、191、200ページ）

登場人物の年齢、肩書などは原則として取材当時のものである

浜田奈美（はまだ・なみ）
1969年、さいたま市出身。早稲田大学教育学部卒業ののち、1993年2月に朝日新聞社に入社。大阪運動部（現スポーツ部）を振り出しに、高知支局や大阪社会部、アエラ編集部、東京本社文化部などで記者として勤務。2023年3月に退社後、フリーライターとして活動。

最後《さいご》の花火《はなび》
横浜《よこはま》こどもホスピス「うみそら」物語《ものがたり》

二〇二四年五月三十日　第一刷発行

著　者　浜田奈美
発行者　宇都宮健太朗
発行所　朝日新聞出版
〒一〇四-八〇一一　東京都中央区築地五-三-二
電話　〇三-五五四一-八八三二（編集）
〇三-五五四〇-七七九三（販売）

印刷製本　株式会社　加藤文明社

ISBN978-4-02-251983-2
定価はカバーに表示してあります。

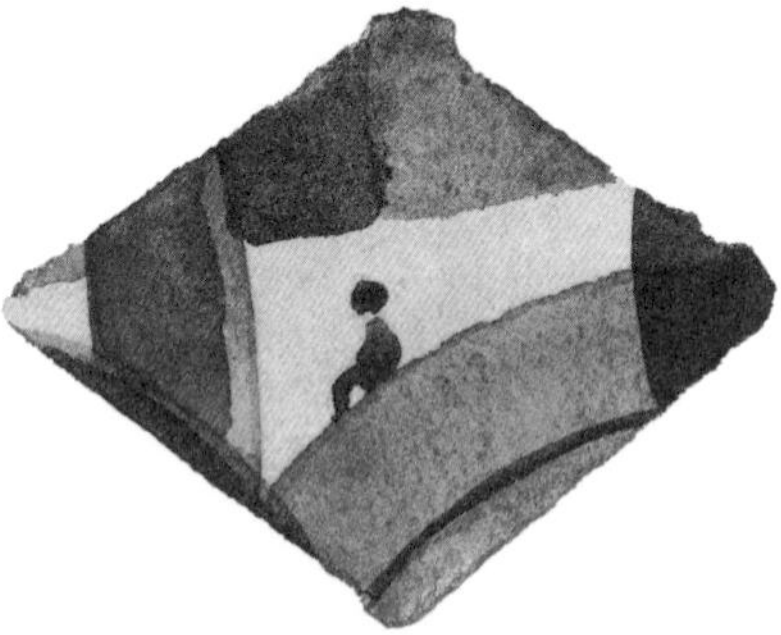

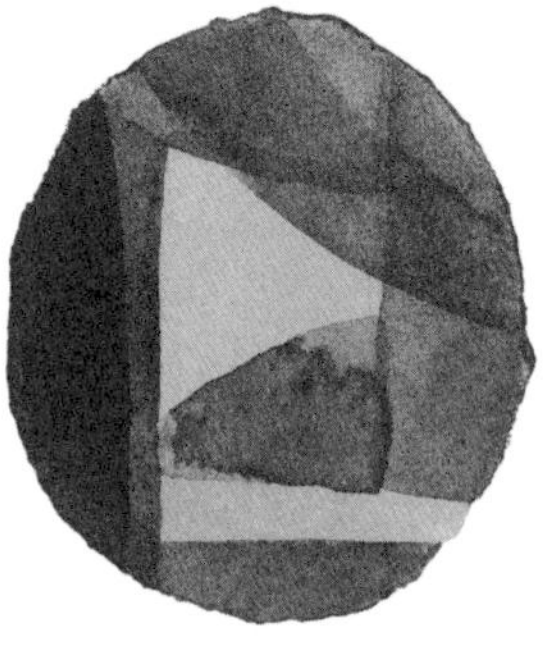